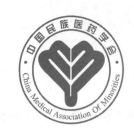

团 体 标 准

T/CMAM H1—H10—2019

哈萨克医医疗技术操作规范

2019-12-30 发布　　　　　　　　　　2020-06-30 实施

中国民族医药学会 发布

图书在版编目（CIP）数据

哈萨克医医疗技术操作规范 / 中国民族医药学会编
著 .—北京：中国中医药出版社，2020.6
（中国民族医药学会标准）
ISBN 978-7-5132-6037-4

Ⅰ.①哈…　Ⅱ.①中…　Ⅲ.①哈萨克族—民族医学—
医疗卫生服务—技术操作规程—中国　Ⅳ.① R29-65

中国版本图书馆 CIP 数据核字（2020）第 006225 号

中国民族医药学会
哈萨克医医疗技术操作规范
*
中国中医药出版社出版
北京经济技术开发区科创十三街 31 号院二区 8 号楼
邮政编码 100176
网址 www.cptcm.com
传真 010-64405750
廊坊市祥丰印刷有限公司印刷
各地新华书店经销
*
开本 880×1230　1/16　印张 4.5　字数 131 千字
2020 年 6 月第 1 版　2020 年 6 月第 1 次印刷
*
书号　ISBN 978 - 7 - 5132 - 6037 - 4　定价 49.00 元
*
社 长 热 线　010-64405720
购 书 热 线　010-89535836
维 权 打 假　010-64405753

微信服务号　zgzyycbs
微商城网址　https://kdt.im/LldUGr
官 方 微 博　http://e.weibo.com/cptcm
天猫旗舰店网址　https://zgzyycbs.tmall.com

如有印装质量问题请与本社出版部联系（010-64405510）

目　次

引　言

　　少数民族医药是我国传统医药和优秀民族文化的重要组成部分，具有鲜明的民族性、地域性和传承性，在民族聚居地区有着深厚的群众基础，深受本民族人民信赖与认同，为保障人民健康、促进经济社会发展发挥着重要作用。促进少数民族医药事业发展事关深化医药卫生体制改革、尊重民族情感、传承民族文化、增强民族团结的大局。党中央、国务院高度重视少数民族医药事业发展，印发《"健康中国2030"规划纲要》《中医药发展战略规划纲要（2016—2030年）》和《"十三五"促进民族地区和人口较少民族发展规划》等文件，着眼推进健康中国建设，提出了一系列事关民族地区和少数民族医药发展的长远性、全局性举措。《中华人民共和国中医药法》明确提出"国家采取措施，加大对少数民族医药传承创新、应用发展和人才培养的扶持力度，加强少数民族医疗机构和医师队伍建设，促进和规范少数民族医药事业发展"。

　　推动少数民族医药特色技术整理和推广工作，保护和传承少数民族医药特色技术，为少数民族医医疗机构和少数民族医特色专科提升服务，促进少数民族医药特色技术在基层医疗卫生机构推广应用，提高基层诊疗机构少数民族医药服务能力，既是各族群众日益增长的健康需求，也是维护人民群众基本健康权益，解决各族群众最关心、最直接、最现实的民生问题，更是推进健康中国建设，造福广大人民群众的有力手段。

　　2017年、2018年先后接到国家中医药管理局医政司"民族医诊疗技术规范制修订"和"少数民族医药特色技术整理规范"项目任务后，中国民族医药学会组织相关分会专家对上报的技术从安全、有效、规范、经济、符合伦理等角度反复论证，最终由中医专家进行内容审查，整理出藏医、蒙医、傣医、哈萨克医、土家医等第一批53个少数民族医诊疗技术操作规范，并通过中国民族医药学会标准化技术委员会审定，予以发布。

　　此标准的编写与出版，先后得到了国家中医药管理局医政、中国民族医药学会各标准化研究推广基地（西藏自治区藏医院、青海省藏医院、内蒙古国际蒙医医院、西双版纳州傣医医院、新疆阿勒泰地区哈萨克医医院、湘西土家族苗族自治州民族中医院、湘西土家族苗族自治州民族医药研究所）和相关专家王麟鹏、雷仲民、林谦、付国兵的参与和大力支持，并付出了艰辛劳动，对此，谨致以诚挚敬意和衷心感谢。

中国民族医药学会

2020年1月

前　言

　　《哈萨克医医疗技术操作规范》草案（以下简称《规范》）包括萨合塔勒格（药水浴）技术、巴普塔勒格（熏蒸浴）技术、库木布拉吾（沙疗）技术、杜孜布拉吾（盐疗）技术、罕达玛（放血）技术、罕达玛托恩科尔蒽（刺血拔罐）技术、合孜得尔麻（热敷）技术、苏拉玛（湿敷）技术、斯拉玛（涂药）技术、塔尔米袋预防巴斯勒格加热阿（压疮）技术 10 种哈萨克医特色技术。

　　本《规范》由中国民族医药学会提出并发布。

　　本《规范》由国家中医药标准化技术委员会归口指导。

　　本《规范》管理单位为新疆维吾尔自治区卫生与健康委员会、中国民族医药学会哈萨克医药标准化研究基地（新疆阿勒泰地区哈萨克医医院）。

　　本《规范》起草单位：新疆阿勒泰地区哈萨克医医院、新疆维吾尔自治区哈萨克医药研究所、新疆伊犁州哈萨克医药研究所、新疆塔城地区托里县哈萨克医医院、新疆阿勒泰地区哈巴河县哈萨克医医院。

　　本《规范》修订、复核、论证、整理、上报人：马尔江·马迪提汗、古丽努尔·阿哈提、叶尔江·达哈尔、邓永健。

　　本《规范》主要起草人：叶尔江·达哈尔、马尔江·马迪提汗、邓永健、古丽努尔·阿哈提、梅花·尼合买提、木尼热阿·卡马里、巴合提别克·胡马尔哈吉、马合萨提·乌木提、库力木汗·铁留汗、热斯古丽·热合木、赛武烈·艾买、库丽夏西·马尼、木拉提·克扎衣别克、波拉提·马卡比力、叶尔布勒·朱马德。

　　本《规范》是由中国民族医药学会立项的哈萨克医药标准化研究项目，目的在于开展哈萨克医医疗技术操作的整理、规范，推动标准化建设工作，是指导哈萨克医临床医疗的技术操作的规范文件。本《规范》为哈萨克医医药工作者提供布拉吾（温浴）、哈克塔勒格（汗蒸浴）、罕达玛（放血拔罐）、恰普塔勒格（贴敷）等技术的规范性操作方法，能够规范其诊疗行为，提高哈萨克医临床疗效，提升现有哈萨克医医疗技术水平，拓展哈萨克医医疗技术的应用范围。本《规范》选择具有操作简便、安全可靠、效果显著、无毒副作用、可操作性强等特点的技术，具有较好的指导性，适合哈萨克医医疗、护理、教学、科研和相关管理人员，并作为临床实践、诊疗规范和质量控制的主要参考依据。

　　本《规范》在"十二五"末启动，首先针对哈萨克医民间习用、临床常用、具有传统优势的技术，结合古籍文献整理研究，以简、便、验、廉、有效为纳入原则，开展了全疆范围内各项哈萨克医医疗技术的收集和整理工作，在哈萨克医医药理论的指导下，起草了几十种哈萨克医特色技术操作规范，内容包括技术的名称、简介、常见病证的应用、注意事项等，为医疗技术标准的进一步制修订打好了基础。

　　本《规范》由新疆阿勒泰地区哈萨克医医院、新疆维吾尔自治区哈萨克医药研究所、新疆伊犁州哈萨克医医药研究所、新疆塔城地区托里县哈萨克医医院、新疆阿勒泰地区哈巴河县哈萨克医医院等 3 家医院和 2 家研究所，30 余名哈萨克医医药专家、临床医师及研究人员，经过几年的多次讨论、审核、论证和编制修订。重点从技术的名称、药物组成、理论学说、安全性等方面深入探讨，最终确定了布拉吾（温浴疗法）等 10 种哈萨克医特色技术的操作规范。本《规范》在编制修订过程中，由中国民族医药学会组织，呈请国家及新疆省州级院校、科研院所、医疗机构的相关专家，对编写的内容进行了审核和指导，对提出的意见和建议及时进行了修改。本《规范》编制的技术方法与体例，参照中国民族医药学会提供的医疗技术操作规范文本的体例进行编写。

本《规范》得到中国民族医药学会、新疆维吾尔自治区卫生与健康委员会等部门的高度重视和支持，多位专家提出了宝贵的意见和建议，在此表示衷心的感谢！

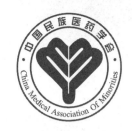

团 体 标 准

T/CMAM H1—2019

哈萨克医医疗技术操作规范
萨合塔勒格（药水浴）技术

2019-12-30 发布

2020-06-30 实施

中国民族医药学会 发布

哈萨克医医疗技术操作规范 萨合塔勒格（药水浴）技术

1 术语和定义

萨合塔勒格（药水浴）是布拉吾（温浴）技术中的一种，加热后利用药物的温热作用，浸洗全身或局部体肤，以达到治疗的目的。

古医书《奇帕格尔利克巴彦》对本技术的描述："将适量盐放入水中煮沸，待不烫时，进行全身浴洗。此法对于治疗风湿病、周身酸痛疗效显著。另可加白鲜草等药物……"

2 范围

适用于索尔布恩（风寒病）、霍尔布恩（类风湿关节炎）、腰腿痛、居日木昂尕克斯尔哈特（下肢静脉疾病），以及各种皮肤病如铁恩格铁木热特克（寻常型银屑病）、度俄勒达克（过敏性皮炎）、池勒跌霍特尔（湿疹）、楚瓦什（足癣）、胡热哈克铁木热特克（神经性皮炎）、霍特尔哈哈拉克（疥疮）、卓朗沙（股癣）等。

3 分类及基本操作方法

3.1 比特斯萨合塔勒格布拉吾（全身药水浴）

将配方哈萨克草药装入纱布袋中，用大锅加水加热煎煮，其药液倒入木浴池中，待药液温度适宜后，以浸洗全身治疗疾病的一种方法。患者在药液中应浸浴约50分钟，根据患者耐受程度，可适当调整时间，每天1次。适用于索尔布恩（风寒病）、霍尔布恩（类风湿关节炎）、腰腿痛、居日木昂尕克斯尔哈特（下肢静脉疾病），以及各种皮肤病如铁恩格铁木热特克（寻常型银屑病）、度俄勒达克（过敏性皮炎）、苏勒铁木热特克（湿疹）、楚瓦什（足癣）、胡热哈克铁木热特克（神经性皮炎）、霍特尔哈哈拉克（疥疮）、卓朗沙（股癣）等。

3.2 木榭勒克吾特热玛布拉吾（局部坐浴）

选择小木桶浴盆，有标准盖，将哈萨克草药装入纱布袋中备用。用大锅加水 $1m^3$，将药袋放入水中浸泡30分钟后煎煮、过滤，滤液注入浴池中，药水温度45℃。患者坐浴，每次30分钟，7天为1个疗程。适用于吾孜叶克切别孜卡布奴（前列腺炎）、池热勒斯孜路（前列腺肥大）、阔铁吾（痔疮），以及妇科疾病、各种生殖器疾病等。

3.3 木榭勒克切列克布拉吾（局部足浴）

选择足浴木桶，将配方哈萨克草药先用温水浸泡约30分钟，再加5kg水煮沸30分钟。在足浴桶上套上塑料袋子，将去过药渣的药水倒入其中。患者一般先将治疗部位在药水蒸气中熏蒸30分钟，再将治疗部位在药水中浸洗约60分钟，根据患者耐受程度，可适当调整时间。

3.4 阿热桑布拉吾（全身自然泉浴）

选择大木质浴池，自然泉热水倒入木质浴池中，药水温度42℃备用。让患者在自然泉水液中浸浴30分钟，每天1次。适用于索尔布恩（风寒病）、霍尔布恩（类风湿关节炎）、巧尔布恩（骨性关节炎）、加勒哈斯克（尿路感染）、阔铁吾（痔疮）、妇科疾病、各种生殖器疾病等。

3.5 木榭勒克阿热桑布拉吾（局部自然泉浴）

患者将患处浸在自然高温的温泉水内，每次30分钟。适用于恰什杰格（蚀发病）、楚瓦什（手足癣）、眼系疾病、耳系疾病、鼻系疾病、阿勒克木俄热克（慢性咽炎）、别孜别呢（扁桃体炎）、色热依勒（郁闷的情感）等。

4 常见病操作技术

4.1 索尔布恩（风寒病）

4.1.1 概述

索尔布恩（风寒病）是指一类由不同原因引起的，主要侵犯关节、肌肉、骨骼及关节周围软组织，如肌腱、韧带、滑囊、筋膜、血管和全身结缔组织等，致使关节、关节周围软组织、肌肉、骨等出现慢性疼痛的疾病。

哈萨克医学认为，"热阿依"学说（气候学说）以"恰勒达玛、斯孜那、俄孜合玛、胡孜那"为四大主气候，其属性与十二种混掺之气相合。当其成为致病因素侵犯机体时，表现为自觉症状、他觉症状及体征。其主要表现有关节酸楚疼痛、肿胀、难忍，麻木无力，关节筋脉挛紧，浑身怕冷，小便多及"汗凝"等症。

4.1.2 治则治法

祛风散寒，除湿通络。

4.1.3 组方及操作步骤

"布拉吾" 1 号处方：比尔萨拉尔（防风）25g，叶克别阿尔恰（侧柏叶）50g，阿德尔阿斯盘（骆驼蓬）18g，胡勒普乃（合叶子）50g 等。将配方药物装入布袋中，选择大木质浴池，备用。用大锅加水 1.5m³，将药袋放入水中浸泡 30 分钟后，蒸汽加热煎煮 1 小时，取汁注入木质浴池中，药水温度 42℃，备用。药液温度适宜时，患者在药液中浸浴 30 分钟，每天 1 次。

"布拉吾" 2 号处方：阿合朱萨恩（茵陈）20g，榭特别雀甫（神香草）10g，叶克别阿尔恰（侧柏叶）30g，克木孜得克（羊蹄）10g，正格勒（柽柳）30g 等。将配方药物装入布袋中，选择小木桶浴池，备用。用小锅加水适量，将药袋放入水中浸泡 60 分钟后，蒸汽加热煎煮 30 分钟，取汁注入木桶浴中，药水温度约 45℃，根据患者耐受程度，可适当调整水温。患者在药水里泡脚，每次 30 分钟。

4.2 巧尔布恩（骨性关节炎）

4.2.1 概述

巧尔布恩（骨性关节炎）是指由于膝关节软骨变性、骨质增生而引起的一种慢性骨关节疾患，又称"膝关节增生性关节炎""退行性关节炎""骨性关节炎"等，主要病变为关节软骨变形。

哈萨克医学认为，巧尔布恩是在自然界阿勒特突固尔（六元）中苏吾克得克（寒元）寒凉、潮湿太过，人体阿勒玛斯木（转化）障碍，胡瓦特（功能）虚损引起机体虚弱，抵抗力下降，苏勒（体液）减少。人体的温热、寒凉，干燥、稀湿，紧硬、松软，吸收、排泄，醒动、静眠 10 种物质的生理状态失衡，导致以骨关节肿胀疼痛、活动受限等症状为表现的一种慢性骨性关节病。

4.2.2 治则治法

舒经活血，通络止痛。

4.2.3 组方及操作步骤

"布拉吾" 3 号处方：阿德尔阿斯盘（骆驼蓬）18g，托玛尔达热（土茯苓）30g，叶尔灭恩（艾蒿）50g，榭特别雀甫（神香草）30g，哈英加普热阿合（白桦叶）30g 等。将备用药物装入纱布袋中，用大锅加水 1.5m³，药袋放入水中浸泡 30 分钟后蒸汽加热煎煮 60 分钟，取汁注入木质浴池中，药水温度 45℃备用。待药液温度降至 40℃时，患者在药液中浸浴约 50 分钟，根据患者耐受程度，可适当调整时间。每天 1 次。"布拉吾" 6 号处方：哈拉海（荨麻）18g，阿德尔阿斯盘（骆驼蓬）18g，胡勒普乃（合叶子）30g，恰依胡热阿依（金丝桃）50g，巴普（白鲜）30g 等。根据患者所患疾病，选取对症的哈萨克药材。将哈萨克草药先用凉水浸泡约 30 分钟，再加 5kg 水煮沸 30 分钟。在足浴桶上套上塑料袋子，将滤过药渣的药水倒入其中。患者一般先将治疗部位在药水蒸气中熏蒸约 60 分钟，再将治疗部位在药水中浸洗约 60 分钟，根据患者耐受程度，可适当调整时间。一般木榭勒克布拉吾治疗 10 天为 1 个疗程，可根据患者病情延长疗程。

4.3 铁恩格铁木热特克（寻常型银屑病）

4.3.1 概述

铁恩格铁木热特克（寻常型银屑病）是一种常见的慢性复发性炎症性皮肤病，典型皮损为鳞屑性红斑。本病病程较长，病情易反复，缠绵难愈，给患者的身心健康带来严重的不良影响。本病的病因与热阿依（气候）、机体胡瓦特（免疫力）、阿勒玛斯木（代谢）、扩恩勒奎（情志）、胡额玛勒（遗传）等因素有关。常见的慢性复发性炎症性皮肤病。哈萨克医学认为，血质趋向属热，受恰勒达玛（风）、胡孜那（热）、斯孜那（湿）、克叶普肯胡孜那（燥热）等的影响，机体恒寒恒热失去平衡，使得机体固摄之寒失去抑制人体热的作用，致机体热甚，使机体加尔什力克胡瓦特（预防之气）和哈肤铁克巴尔什力克胡瓦特（显在之气）功能下降，导致皮肉间托尔拉斯罕肯斯提克（脉络空间）的罕苏勒（体液）阿勒玛斯木（代谢）运行不畅，产生斯尔哈特苏勒（病理性体液）而出现皮肤发红、脱屑等症状。

4.3.2 治法治则

清热燥湿，凉血润燥。

4.3.3 组方

吾什哈特（金银花）30g，新疆托尔海雀普（新疆紫草）30g，阿塞木萨鲁亚（丹参）30g，野生叶斯克米亚塔么热（苦参）30g，巴普（白鲜）30g，阿热阿吾亚斯（蜂房）30g，叶克别阿尔恰（侧柏叶）20g 等。

4.3.4 操作步骤

将草药水煎去渣，取液适量，倒入药浴池中，浸洗全身。每次 30 分钟，1 天 1 次，1 份药液可用 1 天，7 天为 1 个疗程。

4.4 度俄勒达克（过敏性皮炎）

4.4.1 概述

度俄勒达克（过敏性皮炎）多由接触外界不良因素，如气候变化、受恰勒达玛（风）、胡孜那（热）、斯孜那（湿）、苏勒（体液）、色热依勒吾什克（抑郁性情绪）等因素刺激，使机体加尔什力克胡瓦特（预防之气）和哈肤铁克巴尔什力克胡瓦特（显在之气）下降，导致皮肉间托尔拉斯罕肯斯提克（脉络空间）的罕苏勒阿勒玛斯木（代谢）运行不畅，产生斯尔哈特苏勒（病理性体液）而出现的一系列病变，以红斑、丘疹等伴瘙痒为特征性表现，常为阵发性且夜间为重。

4.4.2 治则治法

养血润燥，祛风止痒。

4.4.3 组方

叶克别哈热阿吾列恩（荆芥）50g，叶尔灭恩（艾叶）50g，伊孜叶恩图合木（地肤子）50g，巴普（白鲜）50g 等。

4.4.4 操作步骤

将草药水煎去渣，取液适量，倒入药浴池中，浸洗全身，每次 30 分钟，1 天 1 次，1 份药液可用 1 天，10 天为 1 个疗程。

4.5 池勒跌霍特尔（湿疹）

4.5.1 概述

池勒跌霍特尔（湿疹）是一种常见的过敏性、炎症性皮肤病，其特征为多形性皮损，易于渗出，自觉瘙痒，常对称分布，反复发作，血质趋向属热的患者多见。胡孜那侵犯机体，机体恒寒恒热失去平衡，使得机体固摄之寒失去抑制人体热的作用，致机体热甚，皮肤罕苏勒阿勒玛斯木（代谢）不畅，使机体 10 种生理状态失衡，导致局部皮肤出现红斑、丘疹、水疱等病理性苏勒。

4.5.2 治则治法

凉血活血，燥湿止痒。

4.5.3 组方

阿合朱萨恩（茵陈）30g，叶克别阿尔恰（侧柏叶）30g，克木孜得克（羊蹄）20g，野生叶斯克米亚塔么热（苦参）30g 等。

4.5.4 操作步骤

将草药水煎去渣，取液适量，倒入药浴池中，浸洗全身，每次 30 分钟左右，1 天 1 次，1 份药液可用 1 天，10 天为 1 个疗程。

4.6 胡热哈克铁木热特克（神经性皮炎）

4.6.1 概述

胡热哈克铁木热特克（神经性皮炎）是一种皮肤神经功能障碍性皮肤病，受恰勒达玛（风）、胡孜那（热）、斯孜那（湿）、色热依勒吾什克（情志因素）等原因引起。胡孜那侵犯机体，机体恒寒恒热失去平衡，皮肤罕苏勒阿勒玛斯木不畅，皮肤失去濡养，呈干燥、粗糙、肥厚改变，阵发性瘙痒，皮肤散在的扁平丘疹，甚至表现为局限性苔藓样变为特征。

4.6.2 治则治法

养血润燥，止痒。

4.6.3 组方

正格勒（柽柳）10g，阿合朱萨恩（茵陈）50g，巴普（白鲜）30g，阿热阿吾亚斯（蜂房）30g 等。

4.6.4 操作步骤

将草药水煎去渣，取液适量，倒入药浴池中，浸洗全身，每次 30 分钟，1 天 1 次，1 份药液可用 1 天，10 天为 1 个疗程。

4.7 叶什克霍特尔（疥疮）

4.7.1 概述

叶什克霍特尔（疥疮）为疥虫引起的接触传染性皮肤病，集体生活中常易引起流行。疥螨侵入皮肤，皮肤罕苏勒阿勒玛斯木运行不畅，日久化热生湿，滋生斯孜那胡孜那（湿热），表现为薄嫩处如指缝、手腕等出现丘疹、丘疱疹及隧道，皮损多呈对称，剧痒尤以夜间为甚。患者身上可寄生很多疥螨，传染性强。

4.7.2 治则治法

清热燥湿，杀虫止痒。

4.7.3 组方

阿德尔阿斯盘（骆驼蓬）5g，哈拉海（荨麻）10g，桡阿哈什（大黄）20g，新疆阿热恰斯（新疆圆柏）20g 等。

4.7.4 操作步骤

将草药水煎去渣，取液适量，倒入药浴池中，浸洗全身，每次 30 分钟，1 天 1 次，1 份药液可用1天，10天为1个疗程。

4.8 吐玉涅克特度俄勒达克（结节性痒疹）

4.8.1 概述

吐玉涅克特度俄勒达克（结节性痒疹）由皮肤的扎哈尔勒（毒物性）诱因、加尔什力克胡瓦特（预防之气）虚损，加之胡孜那（热性气候）侵犯机体，导致铁热苏勒阿勒玛斯木功能运行不畅，皮肤失去濡养，呈干燥、粗糙、肥厚改变，形成坚实性丘疹等病理性苏勒，好发于四肢，尤以小腿伸面多见。初期为红色坚实性丘疹，很快成黄豆或更大半球状结节，顶部角化明显，暗褐色，散在分布，瘙痒剧烈。

4.8.2 治则治法

养血润燥，止痒。

4.8.3 组方

布合雀甫（鹿草）20g，巴普（白鲜）50g，大叶克尔�克（大叶补血草）20g，叶特松格拉（肉苁蓉）20g等。

4.8.4 操作步骤

将草药水煎去渣，取液适量，倒入药浴池中，浸洗全身，每次30分钟，1天1次，1份药液可用1天，10天为1个疗程。

4.9 罕呢塔苏（血涌病）

4.9.1 概述

罕呢塔苏（血涌病）是一种以体循环动脉血压升高为主要临床表现的综合征，即西医的"高血压病"。根据（WHO）高血压治疗指南：收缩压 ≥ 140mmHg 和舒张压 ≤ 90mmHg，即诊断为高血压，常见头晕、头痛、胸闷、乏力等症状。哈萨克医学认为，在每年4—5月，冰雪消融，河水涌涨，人体与自然息息相关，随气候变化，人体血液新陈代谢，新血生，恶血去。若人体脏器功能失调，则恶血不去，涌至头等部位，而发头痛、头晕、面红等症。

4.9.2 治则治法

活血通络，调脂降压。

4.9.3 组方

"布拉吾"7号处方：哈热阿哈特塔么尔（黑果茶蘼根）50g，卡然的孜（土木香）30g，哈兰普尔（丁香）10g，合孜勒术合努合（赤芍）50g等。

4.9.4 操作步骤

将备用配方药物加水适量，浸泡30分钟后，文火煎煮40分钟，取液适量，倒入药浴池中，全身浸泡40分钟，每天1次，15天为1个疗程。

4.10 吐俄特杰勒（产后风）

4.10.1 概述

吐俄特杰勒（产后风）是产后或人工流产术后胡瓦特虚损，伤及关节、肌肉、皮肤等组织所引起的以肌肉、关节酸困、疼痛为主要表现的疾病。哈萨克医学认为，产后胡瓦特、苏勒亏虚，致恰勒达玛（风）、斯孜那（湿）、俄孜合玛（寒）侵居机体，导致10种物质状态失衡，出现肢体关节酸痛、麻木。

4.10.2 治则治法

祛风除湿，散寒止痛。

4.10.3 组方

"布拉吾"八号处方：叶克别阿尔恰（侧柏叶）50g，阿德尔阿斯盘（骆驼蓬）18g，巴普（白鲜）30g，索帕合加普热阿合特吾霍尔哈森（制川乌）10g 等。

4.10.4 操作步骤

将备用药物装入纱布袋中，用大锅加水 1.5m³，将药袋放入水中浸泡 30 分钟后，蒸汽加热煎煮 60 分钟，取汁注入木质浴池中。待药液温度适宜后，在药液中浸洗约 50 分钟，根据患者耐受程度，可适当调整时间，每天 1 次，15 天为 1 个疗程。

5 禁忌证

a）身体虚弱及有严重心脑、肝肾功能损害的患者，以及皮肤创伤、溃疡、疮疡的患者禁用。

b）妊娠期、月经期妇女禁用。

c）外伤及其他不宜药水浴治疗者应禁用。

6 注意事项

a）空腹、过饱时不宜进行药水浴治疗。空腹容易发生低血糖，使人感到周身无力、头晕、恶心、心慌等；过饱易引起消化功能障碍，并增加心脏负担。

b）药水浴时间以 45 分钟为宜，根据患者耐受程度，可适当调整时间。如果在药液中久泡，皮肤的毛细血管扩张，容易引起大脑暂时性缺血，甚至晕倒。患有高血压、动脉硬化的老年人在热水中久泡有诱发中风的危险性。

c）采用药水浴的患者，只有长期坚持，才能获得明显疗效。

d）药浴需保暖，不得受凉；有条件者，可适当饮马奶酒或驼奶酒，可增加疗效。

e）对外用药物有过敏史的患者，应注意洗浴后的身体反应，以免过敏引起身体的不适。

7 异常情况及处理措施

a）如出现头晕、心慌、大汗等反应，要立即停止药水浴，观察血压、脉搏、呼吸情况。轻者暂时出现心跳加快，休息片刻，即可恢复，无须处理；反应较重者，出现血压下降、眩晕明显、心慌气短，应对症处理，必要时补充体液。

b）部分患者出现皮肤过敏反应，如皮疹、瘙痒等，轻者浴后可自行缓解，重者应对症处理。

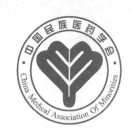

团 体 标 准

T/CMAM H2—2019

哈萨克医医疗技术操作规范
巴普塔勒格（熏蒸浴）技术

2019-12-30 发布   2020-06-30 实施

中国民族医药学会 发布

哈萨克医医疗技术操作规范 巴普塔勒格（熏蒸浴）技术

1 术语和定义

巴普塔勒格（熏蒸浴）是布拉吾（温浴）技术中的一种，利用药物煎煮后所产生的蒸汽，通过熏蒸机体达到防治疾病和养生健体的目的。

古医书《奇帕格尔利克巴彦》对本技术的描述："取3～5个圆石头，火烤后在其上泼水，待温度适合时以其蒸汽熏蒸身体的疼痛部位。可用于周身关节、肌肉疼痛，男孩割礼后受风等病症……"由于蒸汽对身体的蒸腾作用，药力经皮肤可渗透到机体脉络空间中推血运行，故可起到滋养津液、濡润肌肤、祛风散寒、消肿除湿、活血化瘀等功效。

2 分类及基本操作方法

2.1 比特斯巴普塔勒格布拉吾（全身熏蒸浴）

备药袋与大塑料袋，把白桦树叶装在一个大袋子中压紧，上浇热水，然后放在阳光下7天，使其发热腐烂，待袋内温度上升到45℃时打开袋口，在内容物中间掏一个洞，将患者除头以下的身体包裹在里面，一次布拉吾时间30分钟，7天为1个疗程。或将哈萨克草药处方研粉放入专用药袋，再将药物放入熏蒸机中，开启开关，每次30分钟。适用于索尔布恩（风寒病）、霍热布恩（类风湿关节炎）、沙勒（肢体瘫疾）、铁恩格铁木热特克（寻常型银屑病）、阿甫沙甫（寒性荨麻疹）、吐俄特杰勒（产后风）、达斯胡吾斯哈布努（盆腔炎）等。

2.2 切列克布拉吾（足浴）

将配方药物装入纱布袋中，用壶加水适量，通电后煎药出蒸汽，煎药电壶的蒸汽管连接到木桶浴池中，将患者患处泡入其中30分钟。适用于索尔布恩（风寒病）、霍尔布恩（类风湿关节炎）、巧尔布恩（骨性关节炎）、罕呢塔苏（血涌病）、居日木昂尕克斯尔哈特（下肢静脉疾病）及部分皮肤病等。

2.3 吾特热玛布拉吾（局部坐浴）

将配方药放入蒸汽熏蒸机中加适量水，打开电源，调整时间至30分钟。见坐浴桶中有蒸汽冒出，即让患者坐在坐浴桶上熏蒸，每天1次，每次30分钟，10日为1个疗程。适用于达斯胡吾斯哈布努（盆腔炎）、加特尔莫英哈布努（宫颈炎）、加特尔也特吾热斯（子宫肌瘤）、斯热特克阔铁吾（外痔）、吾孜叶克切别孜哈布努（前列腺炎）、池热勒斯孜露（前列腺肥大）、加勒哈斯克（尿路感染）等病。

3 常见病操作技术

3.1 霍尔布恩（类风湿关节炎）

3.1.1 概述

霍尔布恩（类风湿关节炎）是以肢体关节严重变形，关节滑膜及浆膜、心肺、皮肤、眼、血管等结缔组织广泛性炎症为主要表现的慢性全身性自身免疫性疾病。哈萨克医学认为，恰勒达玛（风）、斯孜那（湿）、俄孜合玛（寒）侵居导致脉络空间阻塞不通畅，血运不畅，引起肢体、关节、肌肉疼痛及活动不利等症。

3.1.2 治则治法

祛风散寒，温经通络。

3.1.3 组方

布拉吾 4 号处方：阿德尔阿斯盘（骆驼蓬）18g，叶克别阿尔恰（侧柏叶）50g，正格勒（柽柳）50g 等。

3.1.3 操作步骤

将药物 1300g 装入纱布袋中备用。用大锅加水至 1.5m³，将药袋放入水中浸泡 30 分钟后，蒸汽加热煎煮 60 分钟，取汁注入浴池，药水温度 40℃，患者在药液中全身浸浴 30 分钟，出浴，避寒。

3.2 别勒－特克铁吾勒克（腰椎间盘突出症）

3.2.1 概述

别勒－特克铁吾勒克（腰椎间盘突出症）是指纤维环破裂后，髓核突出、压迫神经根，造成以腰腿痛为主要表现的疾病。哈萨克医学认为，别勒－特克铁吾勒克是在自然界阿勒特突固尔（六元）中肯斯提克土日阿克突固尔（空间位置）有所改变，椎间盘中苏勒（体液）的正常生理平衡失调，阿勒玛斯木（转化）障碍所致。人体温热、寒凉，干燥、稀湿，紧硬、松软，吸收、排泄，醒动、静眠等 10 种物质的生理状态失衡，导致以腰腿痛为主要表现的局克叶萨勒达努性（脊髓压迫性）疾病。

3.2.2 治则治法

活血化瘀，通络止痛。

3.2.3 组方

布拉吾 6 号处方：哈拉海（荨麻）18g，恰依胡热阿依（金丝桃）50g，阿德尔阿斯盘（骆驼蓬）18g，胡勒普乃（合叶子）50g 等。

3.2.4 操作步骤

将配方哈萨克草药装入纱布袋中，并放入大锅，加水用蒸汽加热煎煮后，将药液倒入木浴池中，待药液温度适宜后，以浸洗全身治疗疾病。患者在药液中浸浴约 50 分钟，根据患者耐受程度，可适当调整时间，每天 1 次。

3.3 达斯胡吾斯哈布努（盆腔炎）

3.3.1 概述

达斯胡吾斯哈布努（盆腔炎）以下腹或腰部酸痛坠胀为主要临床表现，多发生于青壮年，多因风毒侵居后与机体恒热相合、相搏而发。产后、经期、久病、过劳等机体胡瓦特虚损，寒邪与病虫相互联络、组合、相携，共同从一个途径（疾病的天元性）侵居盆腔引起。本病的诊断参照哈萨克医本科教材《哈萨克医妇产科学》。

3.3.2 治则治法

活血化瘀，通络止痛。

3.3.3 组方

皮瞀尔（荜茇）10g，哈兰普尔（丁香）4g，叶尔灭恩（艾蒿）10g，哈热阿布热什（黑胡椒）3g，萨热布热什（花椒）3g，胡尔巴哈（蟾蜍）6g 等。

3.3.4 操作步骤

将哈萨克药物放入蒸汽熏蒸机中，加水 1200mL 后浸泡 30 分钟，打开电源，沸腾后调整时间至 30 分钟。见坐浴桶中有蒸汽冒出时，即让患者坐在坐浴桶上熏蒸，每天 1 次，15 天为 1 个疗程。

3.4 加特尔也特吾热斯（子宫肌瘤）

3.4.1 概述

加特尔也特吾热斯（子宫肌瘤）指子宫肌层中的肿物，是一种良性肿瘤，为妇科常见病，生长缓慢，预后良好，可单发也可多发。多因机体内外环境失调或产后、经期感受寒邪，机体整体的胡瓦特虚损，"脉络空间"中血液运行失衡，子宫血液运行受阻，瘀滞所致。本病诊断参照哈萨克医本科教材《哈萨克医妇产科学》。

3.4.2 治则治法

活血化瘀，散结。

3.4.3 组方

阿尔泰坤克叶勒德（阿尔泰金莲花）15g，叶克别阿尔恰（侧柏叶）10g，合孜勒术合努合（赤芍）15g，阿德尔阿斯盘（骆驼蓬）10g，巴哈巴合（蒲公英）10g，库木得克沙包巴斯（沙生蜡菊）20g 等。

3.4.4 操作步骤

将哈萨克药物放入蒸汽熏蒸机中，加水 1200mL 后浸泡 30 分钟。打开电源，沸腾后调整时间至30 分钟，见坐浴桶中有蒸汽冒出后即让患者坐在坐浴桶上熏蒸，每天 1 次，10 天为 1 个疗程。

3.5 阿甫沙甫（寒性荨麻疹）

3.5.1 概述

阿甫沙甫（荨麻疹）是常见的过敏性皮肤病，血质趋向属寒的人群具有易感性。机体寒热失调，皮肉间脉络空间的罕苏勒阿勒玛斯木运行不畅，加之机体加尔什力克胡瓦特（预防之气）和哈肤铁克巴尔什力克胡瓦特（显在之气）功能下降，或进食辛辣刺激、复感寒邪、情志不遂而诱发，出现片状凸起皮肤的橘皮样皮疹伴瘙痒。

3.5.2 治则治法

祛风止痒。

3.5.3 组方

哈拉海（荨麻）10g，杰尔哈孜合（锁阳）10g，叶克别阿尔恰（侧柏叶）15g 等。

3.5.4 操作步骤

将草药研磨成粉剂，取 50g 装入特制的小布袋中，扎紧布袋口后用水浸湿，打开蒸汽炉盖放入其中，关好炉盖，在盛水桶中倒入 800g 水。通电煎沸 30 分钟，待蒸汽舱内温度达 37℃，患者进入舱内，蒸汽熏蒸全身各处（除头外），每次 30 分钟，每天 1 次，1 份药液可用 1 天，10 天为 1 个疗程。

3.6 施热勒斯孜露（前列腺肥大）

3.6.1 概述

施热勒斯孜露（前列腺肥大）是男性常见的一种疾病，以尿频、尿急、尿痛为主症的与雄激素有关的慢性病，常合并小便灼热、滴沥不尽、尿失禁、神疲乏力、腰膝酸软等症。哈萨克医学认为，由于苏俄克得克、俄斯特克得克、胡瓦特虚损等因素，导致人体出现下尿路功能不同程度上受限所致。

3.6.2 治则治法

化瘀除湿，益气升提。

3.6.3 组方

玛合萨热（红花）30g，吾霍尔哈森（制草乌）30g，吾克瞥雀甫（鱼腥草）30g。

3.6.4 操作步骤

将配方药放入蒸汽熏蒸机中加适量水，打开电源，调整时间至 30 分钟，见坐浴桶中有蒸汽冒出即让患者坐在坐浴桶上熏蒸，每天 1 次，每次 30 分钟，10 天为 1 个疗程。

3.7 阔铁吾（痔疮）

3.7.1 概述

阔铁吾（痔疮）是直肠下段黏膜下和肛管皮肤下的静脉丛瘀血、扩张和屈曲所形成的静脉团。哈萨克医学认为，阔铁吾（痔疮）是由于苏俄克得克、俄斯特克得克、胡阿特虚损等因素导致人体出现萨特哈（痢疾）、哈特哈吾合（便秘）等恶性循环的肛门周围昂哈合特合（静脉）回流和体液循环受阻的一种常见疾病。

蜕捏灭阿依合特尔格疗法是用熏蒸的方法来达到疏通经脉、祛风除湿、清热解毒、止痒及促进术后愈合目的的一种外治法。

3.7.2 治则治法

祛风除湿，清热解毒。

3.7.3 组方

桡阿哈什（大黄）15g，叶克别阿尔恰（侧柏叶）15g，克勒恰（麻黄）15g，吾克瞥雀甫（鱼腥草）15g，涛加勒布孜（新塔花）15g。

3.7.4 操作步骤

将蜕捏灭阿依合特尔格药材放入蒸汽熏蒸机中加适量水，打开电源，调整时间至30分钟。见坐浴桶中有蒸汽冒出，即让患者坐在坐浴桶上熏蒸，每天1次，每次30分钟，10天为1个疗程。

4 禁忌证

a）急性传染病，严重心脑、肝肾功能损害及性病均禁用。

b）严重外科疾病，化脓性感染疾病，皮肤创伤、溃疡、疮疡的患者禁用。

c）妊娠期、月经期妇女禁用。

d）慢性肢体动脉闭塞性疾病及其他不适宜进行熏蒸浴者禁用。

5 注意事项

a）熏蒸前饮用奶茶，以防止脱水。有条件者，可适当饮马奶酒或驼奶酒，可增加疗效。

b）熏蒸时间约60分钟，根据患者耐受程度，可适当调整时间。在全身熏蒸浴过程中，如患者感到头晕不适，应停止熏蒸，立即卧床休息。

c）高血压患者待血压平稳后方可熏蒸。

d）药浴温度要适宜，不可过热，以免烫伤皮肤。

e）熏蒸药浴池、坐浴桶、足浴桶一人一用，每天用消毒剂消毒并套入塑料后使用。

f）熏蒸过程中，穿着要暖和，注意防寒，避免受凉。

6 异常情况及处理措施

a）如出现头晕、心慌、大汗等反应时，要立即停止药浴，观察血压、脉搏、呼吸情况。轻者，暂时出现心跳加快，休息片刻，即可恢复，无须处理。反应较重者，出现血压下降、眩晕明显、心慌气短时，应对症处理，必要时补充体液。

b）如出现皮肤烫伤，立即停止熏蒸治疗，给予烫伤膏外用。

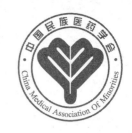

团　体　标　准

T/CMAM H3—2019

哈萨克医医疗技术操作规范
库木布拉吾（沙疗）技术

2019-12-30 发布　　　　　　　　　　　　　2020-06-30 实施

中国民族医药学会　发布

哈萨克医医疗技术操作规范　库木布拉吾（沙疗）技术

1　术语和定义

库木布拉吾（沙疗）技术是利用阳光、干热、压力、磁力的综合作用以治疗疾病的一种方法，具有驱风祛寒、促进血运、加快新陈代谢、增进皮肤健康等多种功效。

2　基本操作方法

2.1　比特斯库木布拉吾（全身沙浴）

将自然沙子晒热至所需温度，患者躺在沙上，用热沙将剑突及肋弓以下身体全部掩埋起来，仅露出头、颈部和上胸部，并同时在头部用冷水毛巾冷敷。盖沙的厚度，四肢以 12～20cm、胸部6cm 为宜。外生殖器用布遮盖，头部及胸部要用凉棚或雨伞遮荫。每次约 50 分钟，根据患者耐受程度，可适当调整时间，治疗结束后，用温水冲洗，静卧在遮荫下休息 30 分钟。

2.2　木榭勒克库木布拉吾（局部沙浴）

准备一只木桶浴池，用大锅将沙烧热后放池中约 30mm 厚，将上肢或下肢放入热沙中，再用棉被或毛毯盖好保温。治疗沙的温度为约 40℃，根据患者耐受程度，可适当调整沙温，治疗结束后用 36℃温水冲洗，每天 1 次，一次为 30 分钟，10 天为 1 个疗程。

2.3　比特斯恰普塔勒格库木布拉吾（全身沙贴）

准备几个房间，装修成木质房间，然后地下接适量的铁管子，铁管子口接到蒸汽锅炉上，木板子上抹水泥，上面放 40mm 厚沙子，烧锅炉给蒸汽备用。患者躺在热沙上治疗。

2.4　木榭勒克恰普塔勒格库木布拉吾（局部沙贴）

将适量的自然沙放入铁锅中炒热，装入纱布袋备用，患者用热纱布袋贴敷患处，治疗 30 分钟。

3　常见病操作技术

3.1　索尔布恩（风寒病）

3.1.1　概述

索尔布恩（风寒病）是指一类由不同原因引起的，主要侵犯关节、肌肉、骨骼及关节周围软组织，如肌腱、韧带、滑囊、筋膜、血管和全身结缔组织致使关节、关节周围软组织、肌肉、骨等出现慢性疼痛的疾病。

哈萨克医学认为，"热阿依"学说（气候学说）以"恰勒达玛、斯孜那、俄孜合玛、胡孜那"为四大主气候，其属性与十二种混掺之气相合，当其成为致病因素侵犯机体时，表现有关节酸楚疼痛、肿胀、难忍，以及麻木无力、关节筋脉挛紧、浑身怕冷、小便多、"汗凝"等症。

3.1.2　治则治法

祛风散寒，除湿通络止痛。

3.1.3　操作步骤

将自然沙子晒热至所需温度，患者躺在沙上，用热沙将剑突及肋弓以下身体全部掩埋起来，仅露出头、颈部和上胸部，同时在头部用冷水毛巾冷敷。盖沙的厚度，四肢以 12～20cm、胸部6cm 为宜。外生殖器用布遮盖，头部及胸部要用凉棚或雨伞遮荫。每次约 50 分钟，根据患者耐受程度，可适当调整时间，治疗结束后，用温水冲洗，静卧在遮荫下休息 30 分钟。

3.2 霍尔布恩（类风湿关节炎）

3.2.1 概述

霍尔布恩（类风湿关节炎）是以关节肢体严重变形，关节滑膜及浆膜、心肺、皮肤、眼、血管等结缔组织广泛性炎症为主要表现的慢性全身性自身免疫性疾病。哈萨克医学认为，恰勒达玛（风）、斯孜那（湿）、俄孜合玛（寒）侵居导致脉络空间阻塞不通畅，血运不畅引起肢体、关节、肌肉疼痛及活动不利等症。

3.2.2 治则治法

祛风散寒，温经通络。

3.2.3 操作步骤

准备几个房间，装修成木质房间，然后地下接适量的铁管子，铁管子口接到蒸汽锅炉上，木板子上抹水泥，上面放 40mm 厚沙子，烧锅炉给蒸汽备用。患者躺在热沙上治疗。

3.3 吐俄特杰勒（产后风）

3.3.1 概述

吐俄特杰勒（产后风）是产后或人工流产术后胡瓦特虚损，伤及关节、肌肉、皮肤等组织所引起的以肌肉关节酸困、疼痛为主要表现的疾病。哈萨克医学认为，产后胡瓦特、苏勒亏虚，致恰勒达玛（风）、斯孜那（湿）、俄孜合玛（寒）侵居机体，导致 10 种物质平衡状态失衡，出现肢体关节酸痛、麻木。

3.3.2 治则治法

祛风除湿，散寒止痛。

3.3.3 操作步骤

准备几个房间，装修成木质房间，然后地下接适量的铁管子，铁管子口接到蒸汽锅炉上，木板子上抹水泥，上面放 40mm 厚沙子，烧锅炉给蒸汽备用。患者躺在热沙上治疗。

3.4 别勒－特克铁吾勒克（腰椎间盘突出症）

3.4.1 概述

别勒－特克铁吾勒克（腰椎间盘突出症）是纤维环破裂后髓核突出压迫神经根，造成以腰腿痛为主要表现的疾病。哈萨克医学认为，别勒特克铁吾勒克是在自然界阿勒特突固尔（六元）中肯斯提克土日阿克突固尔（空间位置）有所改变，椎间盘中苏勒（体液）的正常生理平衡失调，阿勒玛斯木（转化）障碍所致。人体温热、寒凉，干燥、稀湿，紧硬、松软，吸收、排泄，醒动、静眠等 10 种物质的生理状态失衡，导致以腰腿痛为主要表现的局克叶萨勒达努性（脊髓压迫性）疾病。

3.4.2 治则治法

活血化瘀，通络止痛。

3.4.3 操作步骤

将适量的自然沙放入铁锅中炒热装入纱布袋备用。患者用热纱布袋贴敷患处治疗 30 分钟，每天 1 次，10 天为 1 个疗程。

4 禁忌证

a）严重外科疾病，化脓性感染疾病，皮肤有创伤、溃疡、疮疡的患者禁用。

b）活动期肺结核、严重心脏病、贫血、肝肾功能严重损害者禁用。

c）急性炎症、心力衰竭、高热、肿瘤、有出血倾向者禁用。

d）妊娠期、月经期妇女禁用。

5 注意事项

a）库木布拉吾（沙疗）前饮用奶茶，以防止脱水。有条件者，适当饮马奶酒或驼奶酒，可增加疗效。

b）沙疗易出汗，沙疗后应适当休息，及时补充水分，以防虚脱。

c）沙疗后不宜立即用冷水洗澡，此时毛孔张开，以防着凉。

d）沙温不宜过高，一般不宜超过48℃，以防超过患者的忍受程度。

6 异常情况及处理措施

如出现头晕、心慌、大汗等反应，要立即停止沙疗，观察血压、脉搏、呼吸情况。轻者，暂时出现心跳加快，休息片刻，即可恢复，无须处理。反应较重者，出现血压下降、眩晕明显、心慌气短，应对症处理，必要时补充体液。

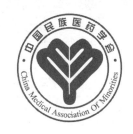

团 体 标 准

T/CMAM H4—2019

哈萨克医医疗技术操作规范
杜孜布拉吾（盐疗）技术

2019-12-30 发布　　　　　　　　　　　　2020-06-30 实施

中国民族医药学会 发 布

哈萨克医医疗技术操作规范　杜孜布拉吾（盐疗）技术

1　术语和定义

杜孜布拉吾（盐疗）是用热的土盐和哈萨克医草药加热后，敷于局部的一种外治法。本技术在哈萨克医民间十分常用，尤其是在牧业草原，由于气候多变、早晚温度偏差过大，人体各部位酸胀、疼痛等症常常影响着牧民的牧业劳作，故此人们常用火烧过的石块、炒热的土盐等方法外用以缓解关节疼痛之类的病痛。

2　基本操作方法

2.1　比特斯杜孜布拉吾（全身盐浴）

将自然盐晒热至所需温度，患者躺在盐上，用热盐将剑突及肋弓以下身体全部掩埋起来，仅露出头、颈部和上胸部，并同时在头部用冷水毛巾冷敷。盖盐的厚度，四肢以 12 ～ 20cm、胸部 6cm 为宜。外生殖器用布遮盖，头部及胸部要用凉棚或雨伞遮荫。每次约 50 分钟，根据患者耐受程度，可适当调整时间，治疗结束后，用温水冲洗，静卧在遮荫下休息 30 分钟。

2.2　木榭勒克杜孜布拉吾（局部盐浴）

准备一只木桶浴池，用大锅将盐炒热后，在池中放入 40mm 厚的热盐，将上肢或下肢放在热盐上，再用热盐覆盖，最后用棉被或毛毯盖好保温，治疗盐的温度约 42℃，根据患者耐受程度，可适当调整盐温，每天 1 次，每次 30 分钟，10 天为 1 个疗程。

2.3　杜孜别呢达热木达吾疗法（热盐疗）

将已配置好的哈萨克医草药和 400g 土盐，在电磁炉上炒 15 分钟后，均匀放入药织带中，敷贴于患者所治部位。一般情况下可敷贴 30 分钟，以 10 天为 1 个疗程，根据患者病情可以延长疗程。

2.4　木榭勒克恰普塔勒格杜孜布拉吾（局部盐贴浴）

自动局部药浴机一台。将适量盐放入自动局部药浴机通电，药浴机内盐热约 42℃，根据患者耐受程度，可适当调整盐温，患者将热盐贴患处。

2.5　索尔玛克塔（盐敷疗法）

准备 500g 食盐，100g 骆驼毛，大碗 1 个。首先用 400mL 开水倒入大碗中，放 500g 盐，再放 100g 骆驼毛。20 分钟后，用浸泡的骆驼毛贴敷患处，1 次 30 分钟，每天 2 次，7 天为 1 个疗程。

2.6　哈萨克医新生儿盐水浴技术

婴儿出生第二天起，开始为婴儿进行淡盐水洗浴。将 2g 细盐放入 3000mL 温水中（水温为 38℃）充分溶解后给新生儿洗浴，从头部开始至全身，完毕用干净布包裹待 30 分钟，然后用清水浴洗一遍，隔天 1 次至婴儿出生 40 天。婴儿洗浴后，应适量喂服温开水。

3　常见病操作技术

3.1　依俄克沙尔苏（肩周炎）

3.1.1　概述

依俄克沙尔苏（肩周炎）又称"肩关节周围炎"，是以肩关节疼痛和活动不便为主要症状的常见病。本病的好发年龄在 50 岁左右，女性发病率略高于男性，多见于体力劳动者。哈萨克医学认为，本病多由恰勒达玛（风）、俄孜合玛（寒）侵居手系关节，使血脉、脉络空间以及脏器之间的联络、衔接和信息传递受阻，或老年机体江什力克胡瓦特衰退、劳累、慢性损伤等所致。

3.1.2 治则治法

祛风散寒，温通经脉，通络止痛。

3.1.3 操作步骤

准备 500g 食盐，100g 骆驼毛，大碗 1 个，首先用 400mL 开水倒入大碗中，放 500g 盐，再放 100g 骆驼毛。20 分钟后，用浸泡的骆驼毛贴敷患处，1 次 30 分钟，每天 2 次，7 天为 1 个疗程。

3.2 陈塔合巧热（网球肘）

3.2.1 概述

陈塔合巧热（网球肘）是肘关节外侧前臂伸肌起点处的肌腱发炎疼痛，肘关节活动过度、强度过大者均易导致此病。哈萨克医学认为，此病多由外伤、慢性劳损所致肘部的斯恩热（筋）、恰恩得尔切勒（腱）受损，使肘部的血脉、脉络空间以及脏器之间的联络、衔接和信息传递受阻而发疼痛。

3.2.2 治则治法

运行脉络，驱寒止痛。

3.2.3 操作步骤

准备 500g 食盐，100g 骆驼毛，大碗一个，首先用 400mL 开水倒入大碗中，放 500g 盐，再放 100g 骆驼毛。20 分钟后，用浸泡的骆驼毛贴敷患处，1 次 30 分钟，每天 2 次，7 天为 1 个疗程。

3.3 克孜勒阿斯克巧尔拉玛（踝关节增生）

3.3.1 概述

克孜勒阿斯克巧尔拉玛（踝关节增生）是以关节肿痛、活动功能障碍为主要临床表现的一种踝骨病变，可因扭伤、慢性磨损、关节脱位、负重过度而起。哈萨克医学认为，此病为人体温热、寒凉，干燥、稀湿，紧硬、松软，吸收、排泄，醒动、静眠等 10 种物质的生理状态失衡，使踝骨血脉、脉络空间以及脏器之间的联络、衔接和信息传递受阻而发肿胀、疼痛。

3.3.2 治则治法

活血化瘀，通经活络，行气止痛。

3.3.3 操作步骤

准备 500g 食盐，100g 骆驼毛，大碗一个，首先用 400mL 开水倒入大碗中，放 500g 盐，再放 100g 骆驼毛。20 分钟后，用浸泡的骆驼毛贴敷患处，1 次 30 分钟，每天 2 次，7 天为 1 个疗程。

4 禁忌证

a）发热患者；皮肤过敏、溃破、发炎者禁用。

b）孕妇禁用。

c）糖尿病血糖控制不佳者，血液病、严重心肾功能不全者慎用。

d）艾滋病、结核病或其他传染病者慎用。

5 注意事项

a）治疗前后，指导患者适量饮用温开水，防止在治疗过程中因汗出过多引起虚脱。

b）在治疗过程中，指导患者注意保温；治疗后，应待汗止后外出，防止受凉。

c）根据病情、病变部位来确定患者所采取的体位，使其感到舒适，同时注意保温和患者隐私的保护。

d）每天治疗时间不宜过长，以免引起皮肤过敏。

e）治疗过程中，注意观察病情变化，如有头晕、心慌、乏力或局部有瘙痒感等不良反应，应及时通知医生，并停止治疗。

6　异常情况及处理措施

6.1　总原则

热盐治疗时，当出现局部皮肤潮红、轻微红肿、烧灼感、色素沉着等情况时，均为药物的正常刺激作用，不需要特殊处理。但应防止局部干燥，不要搓抓局部，也不要使用洗浴用品及涂抹其他止痒药品，防止对局部皮肤进一步刺激。

6.2　处理措施

a）盐疗后，局部出现热、凉、麻、痒或烧灼感或针刺样剧痛等过敏反应而难以忍受时，可及时终止治疗。

b）皮肤过敏，可外涂抗过敏药膏。若出现范围较大、程度较重的皮肤红斑、水疱、瘙痒现象时，应立即停药，进行对症处理；若出现全身性皮肤过敏症状者，应及时请皮肤科协助诊治。

c）皮肤出现小水疱，可涂以甲紫溶液，任其自然吸收；水疱较大或有脓液时，进行换药治疗。

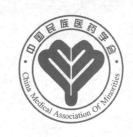

团 体 标 准

T/CMAM H5—2019

哈萨克医医疗技术操作规范
罕达玛（放血）技术

2019-12-30 发布

2020-06-30 实施

中国民族医药学会 发布

哈萨克医医疗技术操作规范　罕达玛（放血）技术

1　术语和定义

罕达玛（放血）技术是通过点刺、挑割等方式放血的一种特色疗法，可消除聚集的黄水、瘀血，改善托尔拉吾勒（脉络空间）的病变状态，达到治疗疾病、预防疾病蔓延的目的。

2　范围

适用于罕呢塔苏（血涌病）、索尔布恩（风寒病）、巴斯萨黑那（头痛）、库叶孜（落枕）、别孜别呢（扁桃体炎）、阿勒克木俄热克（慢性咽炎）、布玉热恰合木道勒克（腰部疼痛）、阿甫沙甫（荨麻疹）、哈木巧（带状疱疹）、巧热合孜勒（酒渣鼻）、齐汗索木（疖痈）等疾病。

3　常用器具及基本操作方法

3.1　常用器具

粗针，现代用三棱针或 23 号手术刀、火罐，或自制的"哈萨克医刺血刀片""放血银针"。

3.2　操作方法

3.2.1　准备工作

患者取舒适体位，使肌肉放松，选择治疗部位并裸露治疗局部，如治疗局部毛发较多，应备皮。

3.2.1　操作步骤

3.2.1.1　罕达玛切特别（点刺）

用于十指（趾）尖、耳尖、鼻尖、耳背等部位放血。用左手拇指、食指和中指捏紧应刺的穴位，右手持针迅速刺入 0.5 ～ 1cm 后立即退针；然后左手挤压局部，使之出血。也可局部揉搓或绑扎，使局部发红或血管充盈后点刺。

3.2.2.2　罕达玛颤池玛（叩刺）

用于皮肤病的皮损处、胸背部、腰部等肌肉丰厚处和红肿处放血。在治疗部位用针或尖锐刀具快速点刺数下。

3.2.2.3　罕达玛特勒吾（划割）

用于皮损部位。在病变部位或皮损表面划割。

3.2.2.3.4　罕达玛额勒吾（挑刺）

用于胸背部或肌肉浅薄的部位。用手或边缘光滑的物品在预挑刺的部位轻刮，找反应点（红疹）。左手将红疹点周围肌肉捏起，右手持针横挑，将红疹处的表皮挑破出血或挑破纤维组织。

3.2.2.3.5　罕达玛恰阿帕（弹刺）

用于前额部等处放血。左手持刀具，放在欲刺部位（如前额血管），右手拇、中指用力弹刀背。通常放血需要借助托恩科尔蔑（也称"隆恩哈"，即拔罐）方法，以尽其血。

4　常见病操作技术

4.1　罕呢塔苏（血涌病）

4.1.1　概述

罕呢塔苏（血涌病）是以头痛、头晕、面红为主要特征。哈萨克医学认为，罕呢塔苏（高血压病）是指体液的阿勒玛斯木（转化）发生病理变化，内外环境衔接、转化、推移，体内恶血不去，涌至头等部位，出现头痛、烦躁、面红、体麻、黄水病等症状，罕呢塔苏哈语意为血涌、体液勃发，故也称之为"血涌病"。

4.1.2 治则治法

清热凉血，净血，化瘀。

4.1.3 操作步骤

根据患者症状选择头顶部、枕部、额部、颈部、背部等放血部位，常采用切图（点刺）、恰布（弹刺）、颤楚（叩刺）等手法。

患者取舒适体位，使肌肉放松，并裸露治疗局部，如治疗局部毛发较多时应备皮；根据病情和部位选用边缘光滑的隆恩哈（火罐），用止血钳夹棉球蘸95%酒精点燃后，在隆恩哈（火罐）内绕一圈抽出，并迅速将其扣在已选定的部位上。根据病情，每次可拔一至数个隆恩哈（火罐），10～15分钟后，一手持罐，一手轻压皮肤，使空气缓缓进入，将隆恩哈（火罐）取下。然后在拔罐部位，用无菌棉签蘸碘伏擦拭两遍，再用75%的酒精棉签擦拭三遍皮肤，消毒后手握刀柄（或三棱针），刀尖对准欲刺部位，用腕力将刀（针）尖垂直叩刺在皮肤上，并迅速弹起，反复进行，同时注意观察患者面色、神情，询问有无不适应，了解患者心理及躯体感受。

叩刺完毕，迅速拔罐，方法同上。10分钟后，取隆恩哈（火罐），用消毒棉花擦拭干净，局部消毒后，覆盖消毒敷料。每天或隔天1次，可连续3次。一般放血治疗在每年4—6月进行，出血量以50～150mL为宜。

4.2 切特别（小儿消化病）

4.2.1 概述

切特别（小儿消化病）是由外感时邪，或内伤乳食而致大便次数增多的疾病。如病久不愈，常可反复发作。大便次数增多，每天3～5次，多达10次以上。大便呈淡黄色，如蛋花汤样，或色褐而臭，可有少量黏液；或伴有恶心、呕吐、腹痛、发热、口渴等症。有乳食不节，饮食不洁或感受时邪的病史。

4.2.2 治则治法

活血化瘀，疏通经脉。

4.2.3 操作步骤

术者戴无菌手套，将患儿施术腹部用无菌棉签蘸碘伏擦拭两遍，再用75%的酒精棉签擦拭三遍，然后用五指梳理患儿的腹部，直至出现瘀血点。在腋前线与肋缘交汇处的瘀血点进行切图（点刺）刺血，一般呈黯红色，挤压至血自行停止后加压包扎。刺血次数应根据患儿瘀血的部位点的多少而定，出血量为2～5mL，治疗时间为10分钟。

4.3 哈木巧（带状疱疹）

4.3.1 概述

哈木巧（带状疱疹）是由病毒感染所引起的急性疱疹性皮肤病，可发于身体任何部位。血质趋向属热和加尔什力克胡瓦特（预防之气）低下的人群多见，机体的恒热和胡孜那相合，产生斯孜那胡孜那，引起皮肉间托尔拉斯孚肯斯提克（脉络空间）的罕苏勒阿勒玛斯木（转化）运行不畅，使皮肤巴尔什力克（显在之气）减弱，机体10种生理状态失衡，而出现皮肤红斑、水疱等症状。

4.3.2 治则治法

活血化瘀，补充胡瓦特，畅通罕苏勒（体液）。

4.3.3 操作步骤

暴露病变部位，在皮损处用无菌棉签蘸碘伏擦拭两遍，再用75%的酒精棉签擦拭三遍。然后将23号手术刀倾斜，在皮损处划割数下；再选用大小合适的火罐迅速吸拔，吸出恶血或黄水，留罐10分钟，取罐。用消毒棉擦拭干净，局部用碘酒棉签消毒，再覆盖消毒敷料。出血量以50～100mL

为宜。

4.4 巧热合孜勒（酒渣鼻）

4.4.1 概述

巧热合孜勒（酒渣鼻）好发于鼻部、面颊、额部，下颌多为对成性分布，常伴皮脂溢出，具有一定的损容性。各年龄段均可发病，以中老年发病率最高。本病血质趋向属热，由饮食中酒肉、马奶，刺激性因素，外界的寒、热气候，情志等因素引起，斯孜那胡孜那（湿热）凸显，机体恒寒恒热失去平衡，机体热甚，皮肤罕苏勒阿勒玛斯木不畅，造成鼻翼等毛细血管扩张、毛囊皮脂腺的慢性炎症性疾病。

4.4.2 治则治法

泄热排毒，畅通罕苏勒（体液）。

3.4.3 操作步骤

单手持针，暴露针刺部位，用无菌棉签蘸碘伏擦拭两遍，再用75%的酒精棉签擦拭三遍。消毒后，垂直进针（仅刺入表皮），使局部瘀血流出。出血量以5～15mL为宜。

4.5 沃依得木恰什（斑秃）

4.5.1 概述

沃依得木恰什（斑秃）突然发生于头部无炎症性局限性脱发，机体加尔什力克胡瓦特（预防之气）低下时，皮肤巴尔什力克（显在之气）减弱，色热依勒（郁闷的情感）等原因引起，致皮肤阿勒玛斯木（转化）、苏勒（体液）循环不畅，机体10种生理状态失衡，哈肤铁克罕苏勒功能异常，不能濡养皮肤，毛发固摄不牢，表现为突然出现的圆形或椭圆形脱发。

4.5.2 治则治法

活血祛瘀，畅通罕苏勒（体液）。

4.5.3 操作步骤

单手持针，暴露针刺部位，用无菌棉签蘸碘伏擦拭两遍，再用75%的酒精棉签擦拭三遍。消毒后，垂直进针（仅刺入表皮），使局部瘀血流出。一个部位出血量以5～30mL为宜。

4.6 阿勒克木俄热克（慢性咽炎）

4.6.1 概述

阿勒克木俄热克（慢性咽炎）为咽黏膜、黏膜下及淋巴组织的慢性炎症。弥漫性咽部炎症，常为上呼吸道慢性炎症的一部分；局限性咽部炎症，则多为咽淋巴组织炎症。本病在临床中常见，病程长，症状容易反复发作。哈萨克医舌下放血治疗慢性咽喉炎技术是在人体舌下静脉点刺放血，具有特色的治疗技术。适用于治疗急慢性咽喉炎。

4.6.2 治则治法

泻热止痛。

4.6.3 操作步骤

术者正对患者，先将患者脖子用布带轻轻勒住，使之能忍受为度，待舌下两条静脉怒张，用左手持消毒纱布将舌拉出向上翻卷，右手拇食二指持三棱针或5mL注射器迅速刺破二静脉，使其流出一定量的血液。自然血止后，颈部松绑。1个月放血治疗1次，2次为1个疗程。出血量以5～10mL为宜。关键技术环节：切不可割断血管。

5 禁忌证

a）动脉血管禁刺，较大的静脉血管也不要刺，否则出血量太多不宜控制，最好选择在其周围小的静脉放血。

b）贫血、低血压、孕期和月经期间、过饥、醉酒、过度疲劳者，不宜使用本疗法。

c）患重大疾病，传染病，刚做完手术患者禁用。

d）患有血小板减少症、血友病、血管瘤以及晕血患者禁用。

6 注意事项

a）对初次接受治疗或精神过度紧张、身体虚弱者，应先做好解释，消除对针刺的顾虑。同时选择舒适持久的体位，选择部位宜少，手法要轻。

b）放血前应注意保持舒适体位，谨防晕罐。若饥饿、疲劳时，应令进食、休息、饮水后再刺血，术者在治疗过程中随时注意观察患者的神色，询问患者的感觉，一旦有不适，可及早采取处理措施。

c）放血的针具、火罐必须严格消毒，防止感染；放血后，嘱患者不要污染出血部位。

d）选择部位宜少，术者手法轻巧、迅速。

e）因治疗后会留下瘢痕，故治疗前应告知患者或填写知情同意书。

f）告知患者 3 天内不得洗浴，局部保持清洁干燥。

g）嘱患者休息 1～2 天，服热肉汤、马奶子（补充胡瓦特，畅通罕苏勒）、骆驼奶（生新血）等，保温调养。

h）因治疗后会舌下瘀血，故治疗前应告知患者。

i）嘱患者平时生活要有规律，注意口腔卫生，劳逸结合，戒烟限酒，少食辛辣刺激性食物，纠正张口呼吸的习惯，加强锻炼，增强体质；保持室内合适的温度和湿度，空气新鲜。一般情况下，未发现不良反应。

7 异常情况及处理措施

a）如不慎刺破动脉血管，可用消毒棉球在局部加压止血，勿紧张。

b）如出现头晕现象，可立即让患者卧床休息，饮糖水。

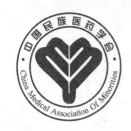

团 体 标 准

T/CMAM H6—2019

哈萨克医医疗技术操作规范
罕达玛托恩科尔蔑（刺血拔罐）技术

2019-12-30 发布　　　　　　　　　　2020-06-30 实施

中国民族医药学会　发布

哈萨克医医疗技术操作规范 罕达玛托恩科尔蒇（刺血拔罐）技术

1 术语和定义

罕达玛托恩科尔蒇（刺血拔罐）技术是以"阿拉斯掏"法拔罐，使其局部充分瘀血；局部消毒后，再用刺血刀具浅刺特定的部位或浅表血络，放出适量血液，达到治疗疾病的一种特殊方法。本方法具有疏通经脉、祛除瘀滞的作用。

2 范围

适用于罕呢塔苏（血涌病）、依俄克沙尔苏（肩周炎）、腰腿痛、哈木巧（带状疱疹）、别孜叶吾（痤疮）、特勒蒇（丹毒）、库叶孜（落枕）等疾病。

3 常用器具及基本操作方法

3.1 常用器具

玻璃罐（隆恩哈）、抽气罐、血管钳、刀片或放血工具等。

3.2 基本操作方法

在哈萨克医学中历代十分常用本疗法，尤其在民间。其特点是简便、易操作、疗效明显，使用十分广泛。传统罐具多用羚羊角、牛角或铜制罐，一般为手工制作。哈萨克医传统的罐内壁点火的用具，多采用毛毡、动物绒毛等，其特点是点燃迅速、不易损伤皮肤。但现代多采用血管钳夹住95%的酒精棉球，进行拔罐。先在人体特定部位或治疗部位以"阿拉斯掏"法拔罐，使其局部充分瘀血后拔罐10分钟再起罐。局部常规消毒后，用刀片或放血工具浅刺出血后再行拔罐，留置10分钟，起罐后消毒局部皮肤。

4 常见病操作技术

4.1 罕呢塔苏（血涌病）

4.1.1 概述

罕呢塔苏（血涌病）是以头痛、头晕、面红为主要特征的疾病。哈萨克医学认为，本病是指体液的阿勒玛斯木（转化）发生病理变化，内外环境衔接、转化、推移受阻，体内恶血不去，涌至头等部位，出现头痛、烦躁、面红、体麻、黄水病等症状。罕呢塔苏哈语意为血涌、体液勃发，故也称为"血涌病"。

4.1.2 治则治法

清热凉血，净血，化瘀。

4.1.3 操作步骤

选取头顶部、头枕部、颈项部以"阿拉斯掏"法拔罐，留罐10分钟，使其局部充分瘀血后再起罐。局部用无菌棉签蘸碘伏擦拭两遍，再用75%的酒精棉签擦拭三遍。常规消毒后，用刀片或放血工具浅刺出血后再行拔罐，留置10分钟，起罐后用碘伏棉签消毒局部皮肤。出血量以50～150mL为宜。

4.2 哈木巧（带状疱疹）

4.2.1 概述

哈木巧（带状疱疹）是由病毒感染所引起的急性疱疹性皮肤病，可发于身体任何部位。哈萨克医学认为，血质趋向属热和加尔什力克胡瓦特（预防之气）低下的人群多见，机体的恒热和胡孜那相合，产生斯孜那胡孜那，引起皮肉间托尔拉斯罕肯斯提克（脉络空间）的罕苏勒阿勒玛斯木（转化）运行不畅，使皮肤巴尔什力克（显在之气）减弱，机体10种生理平衡状态失衡，而出现皮肤红斑、水疱等症状。

4.2.2 治则治法

活血化瘀，补充胡瓦特，畅通罕苏勒。

4.2.3 操作步骤

暴露病变部位，在皮损处用无菌棉签蘸碘伏擦拭两遍，再用75%的酒精棉签擦拭三遍。然后将23号手术刀倾斜，在皮损处划割数下。再选用大小合适的火罐迅速吸拔，吸出恶血或黄水，留罐10分钟后取罐。然后用消毒棉擦拭干净，局部用碘酒棉签消毒，再覆盖消毒敷料。出血量以50～100mL为宜。

4.3 库叶孜（落枕）

4.3.1 概述

库叶孜（落枕）是指晨起后突感项背部明显酸痛，颈部肌肉有触痛，活动受限，不能自由旋转，严重者仰俯困难，甚至头部强直于异常位置，使头偏向患侧，局部肌肉痉挛、僵硬的疾病。

4.3.2 治则治法

活血化瘀，通络止痛。

4.3.3 操作步骤

选取患部或附近肌肉平坦处，以"阿拉斯掏"法拔罐，留罐10分钟，使其局部充分瘀血后再起罐。局部用无菌棉签蘸碘伏擦拭两遍，再用75%的酒精棉签擦拭三遍常规消毒。再用刀片或放血工具浅刺出血后拔罐，留置10分钟，起罐后局部用消毒棉擦拭干净，然后用碘酒棉签消毒，再覆盖消毒敷料。出血量以50～100mL为宜。

4.4 别孜叶吾（痤疮）

4.4.1 概述

别孜叶吾（痤疮）是一种毛囊皮脂腺的慢性炎症性疾病，具有一定的损容性。各年龄阶段均可发病，以青少年发病率最高。哈萨克医学认为，本病与胡孜那（热）、别孜苏勒（体液）、情志因素等有关，血质趋向属热的患者多见，进食热性及辛辣刺激等饮食引起机体恒寒恒热失去平衡，机体热甚，皮肉间脉络空间罕苏勒循环不畅，而出现炎性丘疹、脓疱、结节、囊肿等症状，好发于面颊、额部，其次胸、背、肩部，多为对称性分布，常伴皮脂溢出。

4.4.2 治则治法

祛瘀排脓，活血通络。

4.4.3 操作步骤

选择适当型号的隆恩哈，暴露治疗部位（主要为面颊，也可选在肩背部），以持针器或止血钳夹住95%酒精棉球，一手持点火工具，一手持隆恩哈，隆恩哈口朝下。酒精棉球点燃后，迅速深入隆恩哈内旋转一周退出，迅速将隆恩哈扣在选定部位上。出血量，以面颊部5～15mL、背部50～100mL为宜。

5 禁忌证

a）精神过于紧张、醉酒、过饥、过饱、过劳、抽搐不合作者禁用。

b）严重心脏病、呼吸衰竭、皮肤局部溃烂或高度过敏、活动性肺结核、全身消瘦以致皮肤失去弹性、全身高度浮肿及恶性肿瘤患者禁用。

c）有出血性疾病者禁用。

d）妊娠妇女腹部、腰骶部，以及五官部位、前后二阴禁用。儿童禁用。

e）局部有疝疾病（如脐疝、腹壁疝、腹股沟疝等）、静脉曲张、癌肿等禁用。

6 注意事项

a）拔罐时，嘱患者体位相对固定，保证罐口光滑无破损。

b）拔罐时，要选择适当体位和肌肉丰满的部位，骨骼凹凸不平及毛发较多的部位均不适宜。

c）拔罐时，要选择大小适宜的罐；拔罐的吸附力度应视病情而定，身体强壮者力量可稍大，年老体弱及儿童力量应小。

d）拔罐和留罐中，要注意观察患者的反应，如有不适应立即取罐；严重者可让患者平卧、保暖，并饮热水或糖水。

e）注意勿灼伤或烫伤皮肤，如烫伤或留罐时间太长而皮肤起水疱时，一般无须处理，仅敷以消毒纱布，防止擦破即可。水疱较大时，用消毒针将水放出，涂以龙胆紫药水，或用消毒纱布包敷，以防感染。

f）皮肤有过敏、溃疡、水肿、高热抽搐者和孕妇的腹部、腰骶部位不宜拔罐。

g）拔罐时，应注意防火，防止点燃的乙醇下滴烫伤皮肤。

7 异常情况及处理措施

a）如不慎刺破动脉血管，可用消毒棉球在局部加压止血，勿紧张；如出现头晕现象，可立即让患者卧床休息，饮糖水。

b）对初次接受治疗或精神过度紧张、身体虚弱者，应先做好解释工作，消除患者顾虑，同时选择舒适持久的体位，选择部位宜少，手法要轻。

c）若饥饿、疲劳时，应令进食、休息、饮水后再刺血，医者在治疗过程中，随时注意观察患者的神色，询问其感觉。一旦有不适，可及早采取处理措施。

团 体 标 准

T/CMAM H7—2019

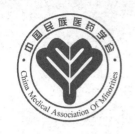

哈萨克医医疗技术操作规范
合孜得尔麻（热敷）技术

2019-12-30发布

2020-06-30实施

中国民族医药学会 发布

哈萨克医医疗技术操作规范 合孜得尔麻（热敷）技术

1 术语和定义

合孜得尔麻（热敷）技术是在哈萨克医学基础理论指导下，运用特定的一种标准操作，在人体上实施的一种治疗方法，属哈萨克医疗法中的局部外治疗法。具有活血化瘀，散寒补阳，行气止痛，促进局部皮损愈合的功效。

2 范围

适用于索尔布恩（风寒病）、霍尔布恩（类风湿关节炎）及巧尔布恩（骨性关节炎）引起的关节疼痛、屈伸不利，也用于胃系、心系、肺系等脏器疾病。

3 基本操作方法

3.1 常用药物选择

选择祛风、通络、活血、止痛类药物：阿尔泰吾索依合（阿尔泰瑞香）、榭特别雀甫（神香草）、玛特尔吾什克（牛至）、恰沙合塔么尔勒阔克什尔毛俄合（威灵仙）、霍依巴勒德尔干（独活）、合孜勒什尔毛俄合（鸡血藤）、蒙加普热阿合（千叶蓍）、布合雀甫（鹿草）、玛合萨热（红花）、波尔涅沃勒（冰片）、阿尤巴勒德尔干（当归）、索帕合加普热阿合特吾霍尔哈森（制川乌）、吾霍尔哈森（制草乌）、阿合那尔（白屈菜）、特尔那古勒（延胡索）、卡然的孜（土木香）、萨热布哈（姜黄）、阿德尔阿斯盘（骆驼蓬）、哈孜塔玛合（老鹳草）、克叶勒叶尔灭恩（一枝蒿）、胡热阿来胡玛拉合（五灵脂）、比尔萨拉尔（防风）、叶尔灭恩（艾蒿）、阿合合什（白芥）、塔斯依尔（石菖蒲）、叶勒克巴勒德尔干（藁本）、涛加勒布孜（新塔花）、吾什哈特（金银花）、佛热亚（茯苓）、阿塞木萨鲁亚（丹参）、什尔哈那合（沙棘）、桑达勒阿尕什（檀香）、吾克瞥雀甫（鱼腥草）、铁恩孜胡热阿合（昆布）、桡阿哈什（大黄）、阿热帕别德岩（小茴香）、哈热阿布热什（黑胡椒）、萨热布热什（花椒）、哈鲁叶恩（败酱草）、阿尔泰坤克叶勒德（阿尔泰金莲花）、库木得克沙包巴斯（沙生蜡菊）、正格勒（柽柳）、杰尔哈孜合（锁阳）、合尔合布恩（木贼）、胡勒普乃（合叶子）、恰什热阿特合（菊苣）、哈热阿哈特加普热阿合（甘青叶）、萨斯尔（阿魏）、志兰巴斯（青兰）、胡（阿里红）、哈拉海（荨麻）等。

3.2 赋形剂的选择

3.2.1 绵羊油

选用新鲜绵羊尾巴油，切成小方块，置锅内加少量水低热熔炼至油完全炸出，滤除油渣。取熔化油置洁净器皿，室温放置凝固即得。绵羊油既能使药物易于附着，又能达到增效的目的。

3.2.2 白醋

白醋性味酸苦、温，具有理气、止血、解毒、散瘀止痛、矫味矫臭等作用。

3.2.3 水

水可使药物保持一定的湿度，又利于药物附着和渗透。

3.2.4 蜂蜜

蜂蜜具有促进药物吸收的作用，对皮肤无刺激，能增强药物的黏附性，但容易干缩和变质。

3.3 剂型的选择

3.3.1 霍依勒玛（糊剂）

将粉碎过筛的药末，加入羊油或白醋或水等赋形剂调为糊状，敷贴于特定部位。糊剂可使药物缓慢释放，延长药物作用的时间，缓和药物毒性。

3.3.2 药袋

将药物粉碎过细筛后，放入布袋，混以水或白醋或羊油等赋形剂，放笼上蒸热后，趁热贴敷于特定部位，冷后需更换。

3.4 部位选择

合孜得尔麻疗法的部位选择，以哈萨克医学理论为基础，通过辨病和辨证，合理选择颈项部、胸部、胃脘部、腹部、后背部、四肢关节等部位。实际操作时，可单选，亦可合选，应根据需要灵活掌握。

3.5 操作方法

采用舒适的体位，使药物能敷贴稳妥。为了保证药物疗效的发挥，应调整体位，使药袋能更好地固定，防止移动或脱落。目前有专用药袋，使用、固定都比较方便。

3.6 疗法时间

时间多依据选用的药物、体质情况而定，以使用者能耐受为度。常规时间为30分钟，对于老年、小儿、体质偏虚者可以适当缩短。合孜得尔麻疗法应用时，如出现皮肤过敏，难以耐受的瘙痒、疼痛等感觉者，应该立即停止。

4 常见病操作技术

4.1 索尔布恩（风寒病）

4.1.1 概述

索尔布恩（风寒病）是机体加尔什力克胡瓦特虚损情况下，恰勒达玛、俄孜合玛、斯孜那、胡孜那侵居人体依格勒木、杰木提等组织，引起以依格勒木（关节）楚痛、刺痛、冷痛、重痛、酸痛、游走性疼痛等，并常感活动受限、怕冷喜温、肌肉胀麻，甚至关节间吉布图苏勒腐化、关节硬肿为主要临床表现的疾病。索尔布恩即西医学中的风寒病，可导致膝、肘、踝、肩等大小关节疼痛。

4.1.2 治则治法

透热祛寒，舒筋止痛。

4.1.3 组方及操作步骤

4.1.3.1 得孜叶合孜得尔麻疗法（膝关节）

4.1.3.1.1 组方

克孜勒玛热阿勒（红景天）20g，玛合萨热（红花）6g，恰普托勒达呢（桃仁）6g，玛热阿勒巴勒德尔干（羌活）9g，霍依巴勒德尔干（独活）9g，波尔涅沃勒（冰片）8g等。

4.1.3.1.2 操作步骤

将萨克医处方草药磨成粉剂，并与120g热羊油充分搅合，均匀地放入药袋中。微波炉加热约20秒后，将药袋绑在患者的双膝关节上，并用TDP烤电器距患者双膝关节30cm处的距离烤电加热。约30分钟后移去TDP烤电器，将药袋留置约6小时。10天为1个疗程，根据患者病情可以延长疗程。

4.1.3.2 别勒合孜得尔麻疗法（腰部）

4.1.3.2.1 组方

克孜勒玛热阿勒（红景天）20g，波尔涅沃勒（冰片）8g，台土亚合（细辛）4.5g，沙布呢阿尕什（皂荚）4.5g，板夏（半夏）12g，阿尤巴勒德尔干（当归）12g，索帕合加普热阿合特吾霍尔哈森

（制川乌）9g，吾霍尔哈森（制草乌）9g 等。

4.1.3.2.2 操作步骤

将哈萨克医处方草药研磨成粉，并与 120g 热羊油充分搅合，均匀放入腰带中。微波炉中加热约 20 秒，将腰带绑在患者腰部，用 TDP 烤电器距患者治疗部位 30cm 处的距离烤电加热。约 30 分钟后，移去 TDP 烤电器，将腰带留置约 6 小时。10 天为 1 个疗程，根据患者病情可以延长疗程。

4.1.3.3 莫英合孜得尔麻疗法（颈部）

4.1.3.3.1 组方

恰沙合塔么尔勒阔克什尔毛俄合（威灵仙）30g，阿合那尔（白屈菜）18g，玛合萨热（红花）30g，阿德尔阿斯盘（骆驼蓬）18g 等。

4.1.3.3.2 操作步骤

将调配好的哈萨克医草药均匀涂于消毒纱布上，约 2mm 厚，以颈部面积决定涂药面积。敷药前应以红外线治疗仪将涂好的药物预热；协助患者采取坐位，暴露颈部，注意用屏风遮挡以避风寒及保护患者隐私；将药物敷于颈部，以手轻轻按压，使药物与皮肤完全贴合；配合红外线治疗仪照射，以促进药物吸收。每次治疗以 30 分钟为宜，每天 1 次。

4.1.3.4 侬俄克、陈塔克合孜德尔麻疗法（肩肘部）

4.1.3.4.1 组方

萨热布哈（姜黄）30g，索帕合加普热阿合特吾霍尔哈森（制川乌）10g，哈孜塔玛合（老鹳草）20g，特尔那古勒（延胡索）30g，多拉那（山楂）30g，合热克阿亚克（蜈蚣）8g 等。

4.1.3.4.2 操作步骤

将调配好的哈萨克医草药均匀涂于消毒纱布上，约 2mm 厚，以肩肘部面积决定涂药面积。敷药前应以红外线治疗仪将涂好的药物预热；协助患者采取舒适体位，暴露双侧肩肘部，注意用屏风遮挡以避风寒及保护患者隐私；将药物敷于双侧肩肘部，以手轻轻按压，使药物与皮肤完全贴合；配合红外线治疗仪照射，以促进药物吸收。每次治疗以 30 分钟为宜，每天 1 次。

4.1.3.5 布列孜克合孜得尔麻疗法（腕部）

4.1.3.5.1 组方

克叶勒叶尔灭恩（一枝蒿）30g，胡热阿来胡玛拉合（五灵脂）20g，比尔萨拉尔（防风）30g，叶尔灭恩（艾蒿）15g，哈孜塔玛合（老鹳草）20g，叶勒克巴勒德尔干（藁本）30g 等。

4.1.3.5.2 操作步骤

将调配好的哈萨克医草药均匀涂于消毒纱布上，约 2mm 厚，以腕部面积决定涂药面积。敷药前应以红外线治疗仪将涂好的药物预热；协助患者采取舒适体位，暴露双侧腕部，注意用屏风遮挡以避风寒；将药物敷于双侧腕部，以手轻轻按压，使药物与皮肤完全贴合；配合红外线治疗仪照射，以促进药物吸收。每次治疗以 30 分钟为宜，每天 1 次。

4.1.3.6 合孜勒阿斯克合孜得尔麻疗法（踝关节）

4.1.3.6.1 组方

胡热阿来胡玛拉合（五灵脂）15g，恰沙合塔么尔勒阔克什尔毛俄合（威灵仙）30g，恰普托勒达呢（桃仁）20g，玛合萨热（红花）20g，涛加勒布孜（新塔花）15g 等。

4.1.3.6.2 操作步骤

将调配好的哈萨克医草药均匀涂于消毒纱布上，约 2mm 厚，以踝部面积决定涂药面积。敷药前应以红外线治疗仪将涂好的药物预热；协助患者采取舒适体位，暴露双侧踝部，注意用屏风遮挡以避风寒及保护患者隐私；将药物敷于双侧踝部，以手轻轻按压，使药物与皮肤完全贴合；配合红外线治疗仪照射，以促进药物吸收。每次治疗以 30 分钟为宜，每天 1 次。

4.2 布普塞克（慢性胃炎）

4.2.1 概述

布普塞克（慢性胃炎）的病因常见的有饮食不调、胃中寒、吸收与排泄失衡、胃系霍尔特合勒克胡瓦特（消化功能）虚损、湿性胃病等，其中以饮食不调、胃中寒最为多见。布普塞克即西医学中的慢性胃炎，是一种由不同原因引起的胃黏膜慢性炎症的常见病，临床上主要以无规律的阵发性或持续性上腹部疼痛为特征。除疼痛外，可伴有不思饮食、恶心、腹胀、嗳气，或见消瘦、贫血、腹泻等症。

4.2.2 治则治法

透热养胃，温中散寒。

4.2.3 组方

胡热阿来胡玛拉合（五灵脂）15g，新疆托尔海雀普（新疆紫草）10g，卡然的孜（木香）10g，叶尔灭恩（艾蒿）15g，阿合那尔（白屈菜）18g，阿尔泰吾索依合（阿尔泰瑞香）1g 等。

4.2.4 操作步骤

将哈萨克医处方草药研磨成粉剂，与100mL 白醋充分搅合，再将其均匀放入药带中，在微波炉中加热约 20 秒，将药带绑在患者胃脘部或腹部，用 TDP 烤电器距患者治疗部位 30cm 处的距离烤电加热。约 30 分钟后移去 TDP 烤电器，将药带留置约 60 分钟。一般情况下，10 天为 1 个疗程，根据患者病情可以延长治疗时间。

4.3 得孜叶巧尔布恩（膝关节骨性关节炎）

4.3.1 概述

得孜叶巧尔布恩（膝关节骨性关节炎）是指由于膝关节软骨变性、骨质增生而引起的一种慢性骨关节疾患，又称"膝关节增生性关节炎""退行性关节炎"及"骨性关节病"等，主要病变来自关节软骨变形。哈萨克医学认为，巧尔布恩是在自然界阿勒特突固尔（六元）中苏吾克得克（寒元）寒凉、潮湿太过，人体阿勒玛斯木（转化）障碍，胡瓦特（功能）不足，引起机体虚弱，抵抗力下降，苏勒（体液）减少，导致以骨关节肿胀、疼痛、活动受限等症状为表现的一种慢性骨关节病。

4.3.2 治则治法

舒经活血，通络止痛。

4.3.3 组方

吾霍尔哈森（制草乌）10g，阿克帕尔帕（白附子）10g，特尔那·古勒（延胡索）12g，别尔诺勒（冰片）3g 等。

4.3.4 操作步骤

将草药研磨成粉剂，与50g 羊油充分兑匀，取适量兑好药物装入特制的小布袋内并放置微波炉内加热 2 分钟；将小布袋平放在特制的膝盖套内，外敷膝关节，并以 TDP 烤电器烤 40 分钟；去除TDP 烤电器后，继续放置 30 分钟，然后去除膝盖套，患者休息 30 分钟方可活动。

4.4 别勒-特克铁吾勒克（腰椎间盘突出症）

4.4.1 概述

别勒-特克铁吾勒克（腰椎间盘突出症）是纤维环破裂后髓核突出，压迫神经根造成以腰腿痛为主要表现的疾病。哈萨克医学认为，别勒-特克铁吾勒克是在自然界阿勒特突固尔（六元）中肯斯提克土日阿克突固尔（空间位置）有所改变，椎间盘中苏勒（体液）的正常生理平衡失调，阿勒玛斯木（转化）障碍，人体 10 种物质的生理状态失衡，导致以腰腿痛为主要表现的局克叶萨勒达努性（脊髓压迫性）疾病。

4.4.2 治则治法

活血化瘀，通络止痛。

4.4.3 组方

玛合萨热（草红花）15g，吾霍尔哈森（炙草乌）10g，阿克帕尔帕（白附子）10g，特尔那古勒（延胡索）10g，木克（伸筋草）10g 等。

4.4.4 操作步骤

将草药研磨成粉剂，与 50g 羊油充分兑匀。取适量兑好药物装入特制的小布袋内并放置在微波炉内加热 2 分钟；将小布袋平放在特制的腰带内，外敷膝关节，并以 TDP 烤电器烤 40 分钟；去除 TDP 烤电器后，继续放置 30 分钟，去除腰带，患者休息 30 分钟方可活动。

4.5 施热勒斯孜露（前列腺肥大）

4.5.1 概述

施热勒斯孜露（前列腺肥大）是男性常见的一种疾病，以尿频、尿急、尿痛为主症的与雄激素有关的慢性病，常合并小便灼热、滴沥不尽、尿失禁、神疲乏力、腰膝酸软等症。哈萨克医学认为，由于苏俄克得克、俄斯特克得克、胡瓦特虚损等因素，导致人体下尿路功能不同程度上的受限，出现尿频、尿急、尿痛为主症的一种常见男性病。

4.5.2 治则治法

化瘀除湿，益气升提。

4.5.3 组方

叶克别阿尔恰（侧柏叶）15g，桡阿哈什（大黄）15g，克勒恰（麻黄）15g，涛加勒布孜（新塔花）15g。

4.5.4 操作步骤

将草药研磨成粉剂，与 50g 羊油充分兑匀。取适量兑好药物装入特制的小布袋内，并放置在微波炉内加热 30 秒；将小布袋外敷在下腹部至耻骨联合处，红外线照射 30 分钟；去除红外线照射后，患者休息 30 分钟方可活动。为了促进吸收，治疗袋 2 小时自取，每天 1 次。

4.6 布恩哈塔由（强直性关节炎）

4.6.1 概述

布恩哈塔由（强直性关节炎）代表性的疾病为强直性脊柱炎（AS），是以骶髂关节和脊柱附着点、中轴骨骼炎症为主要症状，并以椎间盘纤维环及其附近结缔组织纤维化和骨化，以及关节强直为病变特点的慢性炎性疾病。属风湿病范畴，病因不明。哈萨克医学认为，强直性关节炎是在自然界阿勒特突固尔（六元）中苏吾克得克（寒元）寒凉、潮湿太过，人体阿勒玛斯木（转化）障碍，胡瓦特（功能）不足，引起机体虚弱，抵抗力下降，苏勒（体液）减少，导致以椎间盘纤维环及其附近结缔组织纤维化和骨化，以及关节强直为病变特点的慢性进行性炎性疾病。

4.6.2 治则治法

舒经活血，祛风散寒。

4.6.3 组方

布合雀甫（鹿草）10g，哈兰普尔（丁香）5g，涛加勒布孜（新塔花）15g，玛合萨热（红花）15g，巴哈巴合（蒲公英）15g，榭特别雀甫（神香草）15g，克孜勒玛热阿勒（红景天）15g。

4.6.4 操作步骤

将草药研磨成粉剂，与 100g 羊油充分兑匀。取适量兑好药物装入特制的小布袋内，并放置在微波炉内加热 2 分钟；将小布袋外敷在骶骨至颈椎上，TDP 烤电器烤 40 分钟；去除 TDP 烤电器继续放置 30 分钟左右，患者休息 30 分钟方可活动。

4.7 哈木巧（带状疱疹后神经痛、无疹型带状疱疹）

4.7.1 概述

哈木巧（带状疱疹后神经痛、无疹型带状疱疹）为血质趋向虚弱型，由于机体胡瓦特功能低下时，加之感受外界寒、热等热阿依（气候）刺激，侵犯正常皮肤，使皮肉间托尔拉斯罕肯斯提克（脉络空间）罕苏勒（血液）瘀滞，阿勒玛斯木运行受阻，10种生理平衡状态失衡而出现麻木、刺痛等阿依哈斯克夏勒达玛（风邪交错的表现）。

4.7.2 治则治法

清热燥湿，通络止痛。

4.7.3 组方

阔克古勒（龙胆）10g，达胡尔巴勒德尔干（白芷）10g，新疆托尔海雀普（新疆紫草）10g，特尔那古勒（延胡索）10g等。

4.7.4 操作步骤

将草药研磨成粉剂，与50g羊油充分兑匀。取适量兑好药物装入特制的小布袋内，并放置在微波炉内加热2分钟；小布袋平放在特制腰（腹）带内，固定在患者皮损处，尽量完全遮盖患处，以TDP烤电器烤30分钟；去除TDP烤电器后，继续放置40分钟，然后去除腰（腹）带，患者休息30分钟方可活动。

4.8 达斯胡吾斯哈布努（慢性盆腔炎）

4.8.1 概述

达斯胡吾斯哈布努（慢性盆腔炎）以下腹或腰部酸痛、坠胀为主要临床表现的疾病，多发生于青壮年。多因风毒侵居后，与机体恒热相合、相搏而发。产后、经期、久病、过劳等机体胡瓦特虚弱，寒邪与病虫相互联络、组合、相携，共同从一个途径（疾病的天元性）侵居盆腔引起。本病诊断参照哈萨克医本科教材《哈萨克医妇产科学》。

4.8.2 治则治法

活血化瘀，通络止痛。

4.8.3 组方

吾什哈特（金银花）10g，萨热布哈（姜黄）10g，佛热亚（茯苓）10g，吾克瞥雀甫（鱼腥草）10g，罕池尔玛吾克（红藤）10g，桡阿哈什（大黄）10g等。

4.8.4 操作步骤

将辨证后的哈萨克配方药碾成粉剂，精炼羊尾油，加热后把碾成药粉的哈萨克药倒入油中拌匀后袋装密封，贴敷下腹部。每天1次，10天为1个疗程。

4.9 加特尔也特吾热斯（子宫肌瘤）

4.9.1 概述

加特尔也特吾热斯（子宫肌瘤）指子宫肌层中的肿物，是一种良性肿瘤，是妇科常见病。其生长缓慢，预后良好，可单发也可多发。多因机体内外环境失调或产后、经期感受寒邪，机体整体胡瓦特虚损，"脉络空间"中血液运行失衡，子宫血液运行受阻、瘀滞所致。本病诊断参照哈萨克医本科教材《哈萨克医妇产科学》。

4.9.2 治则治法

活血化瘀，通络止痛。

4.9.3 组方

合孜勒术合努合（赤芍）10g，铁恩孜胡热阿合（昆布）10g，阿塞木萨鲁亚（丹参）10g，阿热帕别德岩（小茴香）10g，吾克瞥雀甫（鱼腥草）10g等。

4.9.4 操作步骤

将辨证后的哈萨克配方药碾成粉剂，精炼羊尾油，加热后把碾成药粉的哈萨克药倒入油中拌匀后袋装密封，贴敷下腹部。每天 1 次，10 天为 1 个疗程。

4.10 库跌吾勒克（不孕症）

4.10.1 概述

库跌吾勒克（不孕症）是指结婚一年未避孕而有正常性生活未怀孕者。多因产后、经期、久病、过劳、房事不洁等，机体整体胡瓦特虚弱，寒邪与病虫相互联络、组合、相携，共同从一个途径（疾病的天元性）侵居盆腔引起。本病诊断参照哈萨克医本科教材《哈萨克医妇产科学》。

4.10.2 治则治法

活血化瘀，散结。

4.10.3 组方

阿尔泰坤克叶勒德（阿尔泰金莲花）10g，克叶勒叶尔灭恩（一枝蒿）10g，哈热阿布热什（黑胡椒）、萨热布热什（花椒）、阿特孜得克哈鲁叶恩（败酱草）10g，哈热阿达热（乌药）10g，桡阿哈什（大黄）10g 等。

4.10.4 操作步骤

将辨证后的哈萨克配方药碾成粉剂，精炼羊尾油，加热后把碾成药粉的哈萨克药倒入油中拌匀后袋装密封，贴敷下腹部。每天 1 次，10 天为 1 个疗程。

5 禁忌证

a）急慢性传染病，严重高血压、糖尿病血糖控制不佳、血液病、心脏病、肾脏病、心肝肾功能衰竭等患者禁用。

b）发热患者禁用。

c）局部皮肤有创伤、溃疡、感染或有较严重的皮肤病患者禁用。

d）孕妇禁用；月经前、后 3 天内及经期不宜使用。

e）眼睛、黏膜等部位禁用。

f）化脓性关节炎、结核性关节炎、松毛虫性关节炎禁用。

6 注意事项

a）治疗前后，应指导患者适量饮用温开水，防止其在治疗过程中汗出过多引起虚脱。

b）在治疗的过程中，指导患者注意保温，治疗后，应待汗止后外出，防止受凉；

c）患者应采取舒适体位，，同时注意保温和患者隐私的保护。

d）每天治疗时间不宜过长，以 30 分钟为宜，以免引起皮肤过敏。

e）治疗过程中，注意观察病情变化，如有头晕、心慌、乏力或局部有瘙痒感等不良反应，应及时通知医生，并停止治疗。

f）夏季药液搁置时间不宜过久，以免变质，尽量使用新鲜药液。

g）凡儿童、老人患者，治疗时应有陪护，避免烫伤、着凉。

7 异常情况及处理措施

7.1 总原则

合孜得尔麻疗法治疗时出现局部皮肤潮红、轻微红肿、烧灼感、色素沉着等情况，均为药物的正常刺激作用，不需要特殊处理。但应防止局部干燥，不要搓抓局部，也不要使用洗浴用品及涂抹其他止痒药品，防止对局部皮肤进一步刺激。

7.2 以下异常情况应及时处理

a）贴敷过程中，若出现心悸、胸闷等情况，及时终止治疗，并对症处理。

　　b）贴敷药物后，局部出现热、凉、麻、痒或烧灼感或针刺样剧痛等过敏反应，难以忍受时，可提前取下药物，及时终止治疗。

　　c）皮肤过敏可外涂抗过敏药膏。若出现范围较大、程度较重的皮肤红斑、水疱、瘙痒现象，应立即停药，进行对症处理；出现全身性皮肤过敏症状者，应及时请皮肤科协助诊治。

　　d）皮肤出现小水疱，可涂以甲紫溶液，任其自然吸收。水疱较大或有脓液时，进行换药治疗。

　　e）发现皮肤烫伤时，应立即停用，并给予烫伤膏外用。

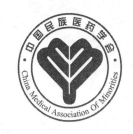

团 体 标 准

T/CMAM H8—2019

哈萨克医医疗技术操作规范
苏拉玛（湿敷）技术

2019-12-30 发布   2020-06-30 实施

中国民族医药学会 发布

哈萨克医医疗技术操作规范 苏拉玛（湿敷）技术

1 术语和定义

苏拉玛（湿敷）技术是哈萨克医传统医学特色外治疗法之一。它将单味或多味草药水煎达到一定药效浓度后去渣取汁，用无菌纱布蘸药汁湿敷患处，药物通过皮肤吸收，以祛除病理性苏勒，达到缓解和治疗疾病的目的。

此技术集温度、湿度、药物浓度为一体，处方根据患者病情、年龄及铁热胡瓦特程度而定，分冷敷和湿敷两种，以开放式和封闭式两种方式进行。其具有抑制渗出、收敛止痒、消肿止痛、控制感染、促进皮肤愈合的作用。

2 范围

适用于别孜叶吾（痤疮）、池勒跌霍特尔（湿疹）、加纳斯帕勒度俄勒达克（接触性皮炎）、特勒蒐（丹毒）、沙热玛克（黄水疮）、哈木巧（带状疱疹）等皮肤病。

3 常用器具及基本操作方法

3.1 常用器具

煎药锅、面膜纸巾、纱布。

3.2 赋形剂

水。

3.3 基本操作方法

将配伍好的草药煎汤制成水剂，用纱布过滤成澄清药液，盛入清洁器皿中，待药液温度适中，用专用面膜纸巾 5～8 层，浸泡药液后，摊敷患处，每次 30 分钟，每天 2 次，7 天为 1 个疗程。

4 常见病操作技术

4.1 别孜叶吾（痤疮）

4.1.1 概述

别孜叶吾（痤疮）是一种毛囊皮脂腺的慢性炎症性疾病，具有一定的损容性，各年龄阶段均可发病，以青少年发病率最高。哈萨克医学认为，本病与胡孜那、别孜苏勒、情志等因素有关，血质趋向属热的患者多见。进食热性及辛辣刺激等饮食引起机体恒寒恒热失去平衡，机体热甚，皮肉间脉络空间罕苏勒循环不畅，而出现炎性丘疹、脓疱、结节、囊肿等症。好发于面颊、额部，其次胸、背、肩部，多为对称性分布，常伴皮脂溢出。

4.1.2 治则治法

清热解毒燥湿。

4.1.3 组方

新疆阿热恰什（新疆圆柏）10g，桡阿哈什（大黄）10g，库木得克沙包巴斯（沙生蜡菊）10g，古勒根古勒得霍哈宅（紫花地丁）10g 等。

4.1.4 操作步骤

将配伍好的草药煎汤制成水剂，用纱布过滤成澄清药液，盛入清洁器皿中。待药液温度适中，用专用面膜纸巾 5～8 层浸泡药液后，湿敷患处。每次 30 分钟，每天 2 次，7 天为 1 个疗程。

4.2 池勒跌霍特尔（湿疹）

4.2.1 概述

池勒跌霍特尔（湿疹）是一种常见的过敏性、炎症性皮肤病。其特征为多形性皮损，易于渗出，自觉瘙痒，常对称分布，反复发作，血质趋向属热的患者多见。哈萨克医学认为，本病由胡孜那侵犯机体，机体恒寒恒热失去平衡，使得机体固摄之寒失去抑制人体热的作用，致机体"干燥与稀释""吸收与排泄"等10种物质的生理状态失衡，皮肤罕苏勒阿勒玛斯木不畅，导致局部皮肤出现红斑、丘疹、水疱等病理性苏勒。

4.2.2 治则治法

凉血活血，燥湿止痒。

4.2.3 组方

桡阿哈什（大黄）30g，新疆阿热恰什（新疆圆柏）30g，野生叶斯克米亚塔么热（苦参）30g，阿合朱萨恩（茵陈）30g等。

4.2.4 操作步骤

将配伍好的草药煎汤制成水剂，用纱布过滤成澄清药液，盛入清洁器皿中。待药液温度适中，用专用面膜纸巾5～8层浸泡药液后，湿敷患处。每次30分钟，每天2次，7天为1个疗程。

4.3 哈木巧（带状疱疹）

4.3.1 概述

哈木巧（带状疱疹）是由病毒感染所引起的急性疱疹性皮肤病，可发于身体任何部位。哈萨克医学认为，本病为血质趋向属热和加尔什力克胡瓦特（预防之气）低下的人群多见；由于机体的恒热和胡孜那相合，产生斯孜那胡孜那，引起皮肉间托尔拉斯罕肯斯提克（脉络空间）的罕苏勒阿勒玛斯木（转化）异常，使皮肤巴尔什力克（显在之气）减弱，机体10种物质平衡失调，而出现皮肤红斑、水疱等表现。

4.3.2 治则治法

清热燥湿，通络止痛。

4.3.3 组方

阿合朱萨恩（茵陈）10g，切尔蔻恩古勒（秦艽）10g，哈斯布肴（大青叶）10g，阿尔泰坤克叶勒德（阿尔泰金莲花）20g等。

4.3.4 操作步骤

将配伍好的草药煎汤制成水剂，用纱布过滤成澄清药液，盛入清洁器皿中。待药液温度适中，用专用面膜纸巾5～8层浸泡药液后，湿敷患处。每次30分钟，每天2次，7天为1个疗程。

4.4 沙热玛克（黄水疮）

4.4.1 概述

沙热玛克（黄水疮）为传染性、化脓性皮肤病，好发于暴露部位，小儿多见，血质趋向属热患者多见。哈萨克医学认为，本病是由于机体恒热与外界的胡孜那（热）相合，恒寒不能固摄恒热，导致皮肤罕苏勒阿勒玛斯木运行不畅，出现红斑、水疱、脓性渗出、蜜黄色结痂等表现。

4.4.2 治则治法

清热燥湿，通络止痛。

4.4.3 组方

阿尔泰坤克叶勒德（阿尔泰金莲花）20g，新疆阿热恰什（新疆圆柏）20g，哈斯布肴（大青叶）10g，阿合那尔（白屈菜）18g等。

4.4.4 操作步骤

将配伍好的草药煎汤制成水剂，用纱布过滤成澄清药液，盛入清洁器皿中。待药液温度适中，用专用面膜纸巾 5 ～ 8 层浸泡药液后，湿敷患处。每次 30 分钟，每天 2 次，7 天为 1 个疗程。

5 禁忌证

a）急慢性传染病，严重高血压、糖尿病血糖控制不佳、血液病、心脏病、肾脏病、心肝肾功能衰竭等患者禁用。

b）发热患者禁用。

c）皮肤过敏、溃破、发炎者禁用。

d）孕妇禁用。

e）结痂厚、硬时不宜使用。

f）眼睛、黏膜等部位禁用。

6 注意事项

a）患者采取舒适体位，同时注意保温和患者隐私的保护。

b）每天治疗时间不宜过长，以 30 分钟为宜，以免引起皮肤过敏。

c）治疗过程中，注意观察病情变化，如有头晕、心慌、乏力或局部有瘙痒感等不良反应时，应及时通知医生，并停止治疗。

d）夏季药液搁置时间不宜过久，以免变质，尽量使用新鲜药液。

e）凡儿童、老年患者，治疗时应有陪护。

7 异常情况及处理措施

a）湿敷过程中，若出现心悸、胸闷等情况，及时终止治疗，并对症处理。

b）湿敷过程中，出现局部皮肤发红、瘙痒等情况，立即对症处理。

c）湿敷过程中，出现皮肤烫伤等不良情况时，及时停止治疗，并予以防感染等对症治疗。

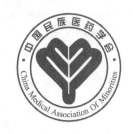

团 体 标 准

T/CMAM H9—2019

哈萨克医医疗技术操作规范
斯拉玛（涂药）技术

2019-12-30 发布   2020-06-30 实施

中国民族医药学会 发布

哈萨克医医疗技术操作规范 斯拉玛（涂药）技术

1 术语和定义

斯拉玛（涂药）技术是根据古医书《奇帕格尔利克巴彦》理论基础，将哈萨克药涂抹于宫颈、口腔等黏膜组织以治疗疾病的方法。

2 范围

适用于加特尔莫英沃依勒吾（宫颈糜烂）、加拉克（舌舔疮）等疾病。

3 常见疾病的斯拉玛技术

3.1 常用器具及基本操作方法

3.1.1 常用器具

打粉机、药碗、药勺。

3.1.2 赋形剂

塔斯玛依膏。

3.1.3 基本操作方法

将备好的草药研成粉末，细粉撒于口腔黏膜等患处或与本院院内制剂塔斯玛依膏混匀，在消毒过的器皿中拌匀后涂抹于宫颈上。

4 常见病操作技术

4.1 加特尔莫英沃依勒吾（宫颈糜烂）

加特尔莫英沃依勒吾（宫颈糜烂）以白带量多为主要临床表现，多发生于青壮年。临床多因经期、产后或局部不清洁或宫颈局部损伤，机体胡瓦特虚损，病邪侵居子宫与热邪相合或风邪引携病菌侵入机体宫颈，引起宫颈组织腐化。本病诊断参照哈萨克医本科教材《哈萨克医妇产科学》。

4.1.1 治则治法

杀菌，收敛消肿，化腐生肌。

4.1.2 组方

新疆托尔海雀普（新疆紫草）、胡么特（五倍子）、少许波尔涅沃勒（冰片）、塔斯玛依膏。

4.1.3 操作步骤

将新疆托尔海雀普（新疆紫草）5g，胡么特（五倍子）5g，少许波尔涅沃勒（冰片）碾粉，消毒备用。将本院院内制剂塔斯玛依膏与上述备用的哈萨克药，在消毒过的器皿中拌匀后涂抹于宫颈上。隔天 1 次。注意：阴道、宫颈上有分泌物时要用消毒好的棉球擦拭干净。

4.2 加拉克（舌舔疮）

4.2.1 概述

舌舔疮，哈萨克医称之为"加拉克""阿吾孜吾俄鲁"，意思是：舌舔疮、口腐，是发生在口腔黏膜上的表浅性溃疡，大小可从米粒至黄豆大小，呈圆形或卵圆形，溃疡面为凹、周围充血，可因刺激性食物引发疼痛。口腔溃疡诱因为局部创伤、精神紧张、食物、药物、激素水平改变及维生素或微量元素缺乏等，可反复发作。自古以来，哈萨克医民间常采用枯矾外用治疗。

4.2.2 治则治法

清热解毒，抑腐生肌。

4.2.3 组方

胡么特（五倍子）、阿术达斯（明矾）各等分，波尔涅沃勒（冰片）少许。

4.2.4 操作步骤

胡么特（五倍子）研成细末，阿术达斯（明矾）文火成枯矾，研细末，两药混合，另研波尔涅沃勒（冰片）少许加入拌匀，细粉撒患处，每天 3 次。或单味阿术达斯（明矾），文火成枯矾，研细末，细粉撒患处，每天 3 次。

5 禁忌证

有急性传染性疾病、恶性肿瘤、传染性生殖道疾病、月经前 3 天、经期至经后 3 天内、妊娠期、新产后、严重心脏病、严重高血压、肝肾功能不全、阴道黏膜溃烂及对药物过敏。

6 注意事项

斯拉玛技术所用器具、药物是经过消毒的。宫颈糜烂患者治疗过程中应保持内裤干净，每天用开水烫内裤以便消毒病虫，要穿棉质内裤，穿着要暖和以防寒，治疗期间禁止房事或盆浴。口腔溃疡患者治疗期间应忌食生冷刺激性食物。

7 异常情况及处理措施

a）涂药过程中若出现心悸、胸闷等情况，及时终止治疗，并对症处理。

b）涂药过程中出现局部皮肤发红、瘙痒等情况，立即对症处理。

c）涂药过程中出现皮肤刺激等不良情况时，及时停止治疗，并予以防感染等对症治疗。

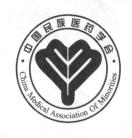

团 体 标 准

T/CMAM H10—2019

哈萨克医医疗技术操作规范
塔尔米袋预防巴斯勒格
加热阿（压疮）技术

2019-12-30 发布   2020-06-30 实施

中国民族医药学会 发布

哈萨克医医疗技术操作规范
塔尔米袋预防巴斯勒格加热阿（压疮）技术

1 术语和定义

1.1 塔尔米袋预防巴斯勒格加热阿（压疮）技术

是在哈萨克医学理论指导下，结合预防、保健、康复、医疗活动而指定的特殊方法和技术，并经哈萨克医医院研究改进而成，在哈萨克民间广泛应用。

1.2 压疮

又称压力性溃疡、褥疮，是由于局部组织长期受压，发生持续缺血、缺氧、营养不良而致组织溃烂坏死。这是人体脉络空间受阻，使托尔拉斯罕肯斯克（脉络空间）的细小脉络血管的正常苏勒阿勒玛斯木平衡失调，发生脉络空间与机体的衔接、沟通、联络受阻，导致气血阻滞、运行不畅而产生压疮。

2 常用器具及基本操作方法

2.1 常用器具

a）塔尔米袋用特制的棉布袋子制作成长方形或圆形袋子。根据具体情况缝制特制布袋（如骶尾部出现深度溃疡压疮，将塔尔米袋制作成圆环形，有利于溃疡面的治疗、更换药物等）。

b）宜选用洁净、柔软、平整、透气性良好的棉布料，对人体无不良反应，使用前必须消毒。

2.2 药物

塔尔米（糜子，一种食物）。塔尔米应是晒干、饱满、表面光滑、无霉、未去皮、无灰尘的粒子。

2.3 基本操作方法

将塔尔米袋放置在患者易发生压疮的部位，如骶尾部、股骨大转子、内外踝和脊柱部位。患者卧床时间全程使用，定期消毒更换。

3 常见病操作技术

3.1 范围

各种骨折、截瘫、偏瘫患者，植物人及其他长期卧床患者。

3.2 治则治法

疏通经脉，运行气血。

3.3 组方

根据部位放置糜子量：40cm×20cm 内盛塔尔 1000g；20cm×15cm 内盛塔尔 600g。

3.4 操作步骤

将塔尔米袋放置在患者易发生压疮的部位，如骶尾部、股骨大转子、内外踝和脊柱部位。患者卧床时间全程使用，定期消毒更换。

注：患者长期卧床，皮肤受到床单表面的逆行阻力摩擦，如皮肤被擦伤后受到汗、尿、粪便等浸渍时，易发生压疮。压疮的易发部位是如枕骨粗隆、耳郭、肩胛部、肘部、脊柱体隆突处、髋部、骶尾部、膝关节的内外侧、内外踝、足跟部等处；俯卧时，还可发生于髂前上棘、肋缘突出部、膝部等。塔尔米袋根据患者的实际情况，在易发生压疮的部位放置，预防压疮的发生，预防效果显著。

4 禁忌证

　　a）长期卧床已经出现压疮患者，不得使用塔尔米袋，应遵医嘱进行处理。

　　b）大小便失禁者，应在清洁大小便后再放置。

5 注意事项

　　a）患者取舒适卧位，根据病情的轻重来决定放置塔尔米袋的数量。

　　b）严格消毒，防止感染，使用前一般用紫外线进行塔尔米袋消毒，然后再放置在所需部位，避免发生交叉感染。

　　c）塔尔米袋使用期间必须保持床铺的干燥、清洁。

　　d）避免各种不良刺激，保持床单干燥、柔软、平整，无皱折。每2小时察看一次全身状况及易发生压疮的部位，对营养不良、大小便失禁的患者，管理好大小便，勤洗勤换，加强营养，给予易消化、高蛋白的饮食，少食多餐。